アゴがダルい、アゴが痛い、口が開かない…

Temporomandibular disorder

これって顎関節症？

著
濱田良樹
Yoshiki Hamada

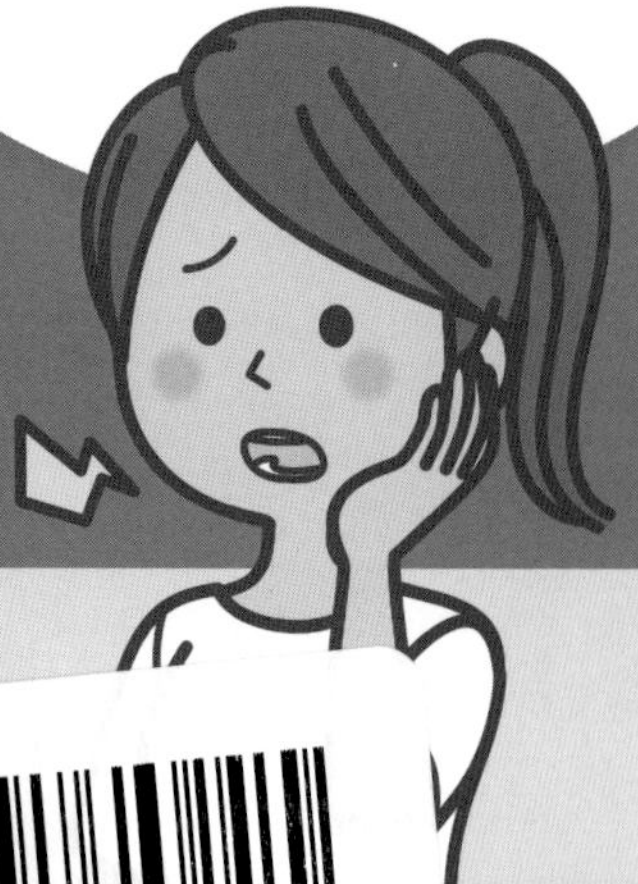

永末書店

はじめに

顎関節症の症状の出方はさまざまで、患者さんによって感じ方や表現の仕方が異なるため、的確に診断することが難しい場合があります。また、「顎関節症だと思っていたら、全く別の病気による症状だった」ということもあります。

この本は、顎関節症の発症メカニズムを理解しながら、それぞれの症状、現在受けておられる治療の内容、他の病気の可能性などを手軽に検証することができ、顎関節症かも?でモヤモヤしている皆さんにとって、わかりやすい指南書となることを目指して書かせていただきました。

また、付録の「顎関節症予備軍のチェックリスト」と「顎関節症と他の病気を見分けるためのフローチャート」で、ご自身の症状や生活環境について確認・整理されてから本編を読まれることをおすすめします。

読み進めるうちに、ご自身の病状に関する理解が、より深まることと思います。

二〇二三年十月

濱田良樹

目次

第6章　自分でできるセルフケア

第7章　顎関節症とまちがわれやすい病気 ―なかには命にかかわるものも！

第1章

顎関節症って
どんな病気？

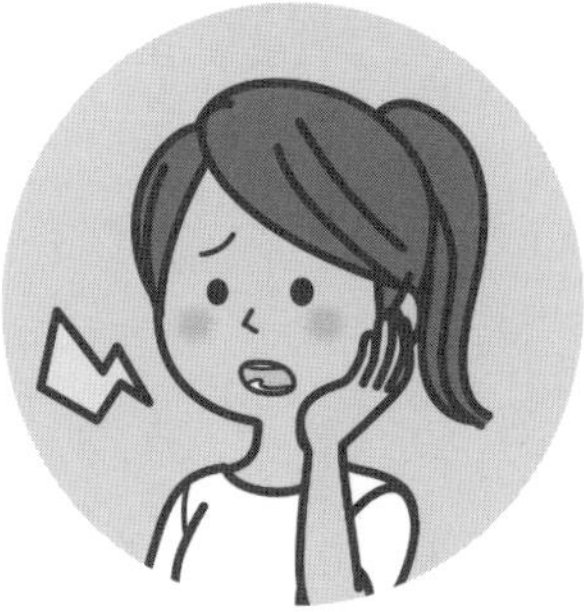

1 顎関節症ってどんな病気？

アゴのトラブルの原因はこれ！

顎関節症《がくかんせつしょう》の症状を一言で表現すると**「アゴを動かすと痛い」**ということになりますが、患者さんによっては「アゴが痛い・ダルい、口が開かない・開きにくい、あくびをするとアゴが痛い、痛くて硬いものが噛めない、アゴを動かすと音がする、咬み合わせが変わった、頬が痛い、首筋が痛い、肩が張る、こめかみが痛い、下アゴの奥歯の歯ぐきが痛い・ムズムズする、咬み合わせると歯が痛い…」などのさまざまな症状を訴えます。

また、アゴを動かしたときに痛む部位は、アゴを動かす筋肉（咀嚼筋《そしゃくきん》と総称します）とアゴの関節（顎関節）のいずれか、あるいは両方ですが、その見きわめは意外と難しいことがあります。

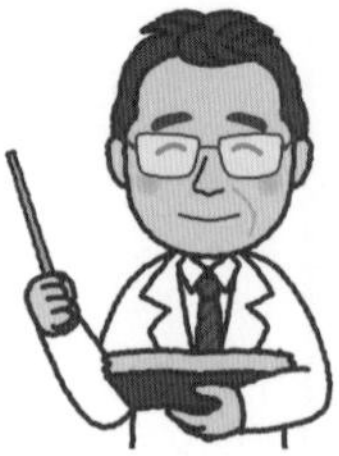

しかし、いずれにしても事の発端は、咀嚼筋のトラブルといえます。具体的に説明すると、無意識の食いしばり、就寝中の歯ぎしりなど、上下の歯が接触した状態は、咀嚼筋に緊張を強いることになり、時間の経過とともに筋肉の疲労をまねき、いわゆる「**筋痛**」が生じます。さらにこのような状態は、咀嚼筋と下アゴ（下顎）の構造的な関係から、必然的に顎関節の内部を圧迫することになります（26〜29、32ページ**図1-1〜4**参照）。

この圧迫する力が顎関節のなかに炎症を引き起こし、本来ツルツルした関節表面の軟骨が古いカーペットのように毛羽立ったり、滑液《かつえき》というオイルが劣化したりします。その結果、アゴがスムーズに動きにくくなり、運が悪いと「**顎関節痛**」が生じることになります。

放置厳禁！　顎関節症は百面相

以上のように、顎関節症について端的に説明することはできるのですが、それぞれの患者さんによって症状の出方はさまざまです。効率よく治療効果を上げるためには、そのさまざまな症状の背景をよく理解したうえで対応することが大切です。しかし、担当医がもっている、顎関節症をはじめとする顎関節に発生する疾患についての知識や治療経験のレベルによって、治療成果に相応の差が出てしまうことはいなめません。実際、数年にわたって顎関節症で悩んでいた患者さんが、数回の通院でよくなることも多々経験します。

また、何カ月経っても治療効果が現れないのは、顎関節症ではなくて別の病気だったから、ということもあります。私は、大学病院や総合病院の歯科・口腔外科で働いている関係で、このような患者さんに出会う機会が少なくありませんが、**命にかかわる悪性腫瘍（いわゆる「がん」）**による症状を顎関節症とまちがえていたという深刻なケースも何例か経験しています。

2 顎関節症患者としての著者の体験

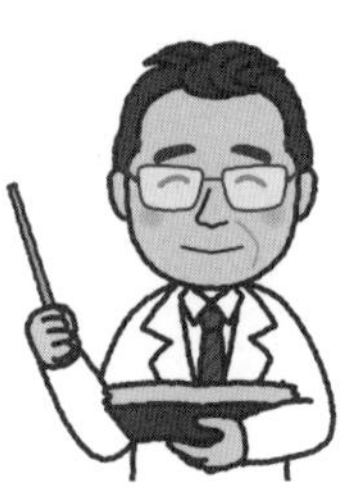

悲劇のち、アゴのスペシャリストへ

１９８９年３月に東北大学歯学部を卒業し意気揚々の私は、大阪の茨木市にある友紘会病院（現：友紘会総合病院）歯科・口腔外科に就職し、歯科医師としての第一歩を踏み出しました。しかし、もともと本格的に口腔外科を専攻したいという思いがあったため、卒後2年目には、縁あって現在も所属している鶴見大学歯学部口腔外科学第一講座（現：口腔顎顔面外科学講座）に入局しました。

ところが、その当時のここでの生活は、思い描いていたものとはかけ離れた忙しさで、身体的にも精神的にも人知れず疲労困憊《こんぱい》していました。日々、気がつくと歯を食いしばっていたり（**クレンチング**）、就寝中の食いしばりや歯ぎしり（**ブラキシズム**）もあることは分かっていましたが、ある日の朝、口を開けようとすると両頬のあたりが痛くて思うようにアゴが動きませんでした。学生時代から**顎関節症予備軍**であることは自覚していましたが、日常生活に支障をきたすような症状に見舞われたのはこれが初めてでした。

具体的には、アゴを動かすと両側の咬筋（26ページ **図1-1**参照）が痛くて咀嚼できず**「うどんは噛み切れるが、そばやパスタはNG、もちろんイカの刺身なんてNo Thank You！」といった悲劇的な状況**でした。

とりあえず、じっとしていれば痛くないので仕事に出かけ、顎関節症に関する学生時代からのつたない知識に基づいて、自分で就寝時用のマウスピースを作製して装用しました。当然、噛みごたえのある食べ物は避け、わびしい食生活を送ったところ、2～3日で悲劇的な状況からは脱出できました。しかしながら、同じような症状が数カ月ごとに現われるようになり、その都度マウスピースを作製して対応していました。

そんなことを繰り返すうちに、もうちょっとまじめに顎関節症について勉強しようと思うようになり、教科書や国内外の論文を読みあさりました。そうして得られた情報を取捨選択していくと、混沌としていた顎関節症に関する知識が理論的に整理され、頭の中がスッキリしてきました。この整理された知識は、担当する患者さんのみならず自分の顎関節症の治療にも反映され、徐々に知恵として定着していきました。

しかし、治療効果の発現メカニズムや病理学的な治療効果の有無などに関して疑問に思うこともあり、２０００年代を中心に多くの患者さんのご協力をいただいて臨床研究を行いました。その成果はしかるべき評価を受け、国際的な学術誌にもいくつか論文が掲載されるに至りました。

安心してください、95％以上治せます

このような過程を経て、現在の私なりの**エビデンスに基づいた診療の流れ**が確立し、これまでの診療実績から、少なくとも**95％以上の患者さんを治すことができる**と思えるようになりました。もっとも、日々新たな知見が発表されていますので、私の診療の流れも時々刻々とマイナーチェンジされ続けることと思いますが、治療戦略の根幹が大きく変化することはないと考えています。読者の皆さんには、この「治療戦略の根幹」に基づいた私の診療の流れについても、ご理解いただけると幸いです。

ところで、私の顎関節症はどうなっているかと申しますと、日々それなりのストレ

スにさらされているため、就寝中のブラキシズムなどは継続しており、諸般の事情で歯を食いしばる時間が長くなるとアゴがダルくなり、ときに咀嚼筋の一つである側頭筋（特に右側）の筋痛（**筋緊張型頭痛**）に見舞われることがあります。**しかし、アゴの力を抜いたり、筋肉の指圧・マッサージやストレッチを適宜行うことで、日常生活に支障をきたさない程度にセルフコントロールできています。**

3 顎関節症は生活習慣病の一つ!?

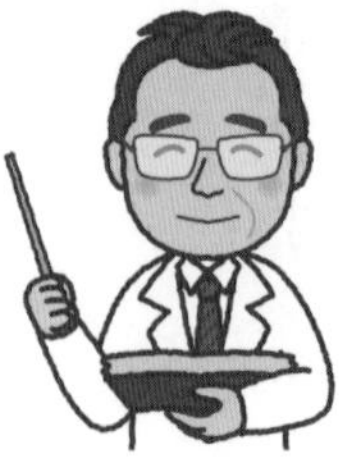

「怒り」がアゴをダメにする

前述のように、顎関節症を発症する根幹には無意識の食いしばり、就寝中の歯ぎしりなどによる咀嚼筋の使いすぎがあります。では、なぜ食いしばりや歯ぎしりが起きるのでしょうか？　もちろん歯のかぶせ物や入れ歯の咬み合わせがシックリしていないなど、適切な歯科治療によって解決するようなこともありますが、ほとんどの場合は日々の身体的あるいは精神的な「ストレス」によります。

例えば、私の場合は日常の診療に加え、学会関係の仕事、論文執筆や後輩の学術活動の支援などで忙殺され始めると無意識に食いしばることが多くなります。また、自分自身や誰かにムカついたり、失望したりした翌日は、咀嚼筋に疲労感があり、就寝中に歯ぎしりしていたかな？と思います。読者の皆さんも心当たりがあるのではないでしょうか。

私の患者さんのなかにも、咀嚼筋の症状をうまくコントロールできない方が少なからずおられますが、おおむね「理不尽の塊のような上司がいる」「たいして仕事はできないくせに偉そうにする上司がいる」「上司にセクハラ・パワハラおやじがいる」など職場環境（厳密には上司のお人柄）にムカついており、「長期休暇で旅行中は、アゴの調子がよく全く気にならない」と証言された方もおられました。

これに関連して、20年ほど前になりますが、日本の顎関節症患者を対象とした心理学的研究において、ほとんどの患者さんは、日々「怒り」の感情を抱きながら生活していることが明らかにされています。というわけで、**顎関節症は「怒り」の感情をま**

ねくような精神的ストレスが日々蓄積するような生活習慣（家庭環境や職場環境など）によって発症しているのかもしれません。

老若男女、アゴにストレスをためる時代

ところで、かつて顎関節症は女性に多く（男性の約2倍）、年齢別には20歳代を中心とした若者に多いとされてきました。これは、家庭環境ならびに社会環境によって生じるさまざまな負のストレス（詳細は読者の皆さんの想像にお任せします）が女性にかかりやすく、社会人デビュー前後の多くの若者が、いわゆる大人よりも、社会的に大きなストレスを感じ緊張しながら生きていたからではないか、と推察します。

しかし最近では、顎関節症の男性患者が増え（女性の3分の2程度まで増加）、年齢層も小学生から老年世代まで幅広く分布するようになりました。これは、家庭での負のストレスを相応に負担している中高年男性の増加や、社会的な負のストレス（先行きの不安や思いどおりに行かないことに対する不満など）の各年齢層への分散が生じ、**ちょっとまちがうと「怒り」の感情をまねくような生活環境に身をおく人々の男**

女比や年齢構成に変化が生じた結果ではないか、と勝手に分析しています。

いずれにしても、**「怒り」の感情をまねくような生活環境**に心当たりのある方は、ちょっと考え方を変えて「怒り」の感情を和らげる手段をもつことも大切です。ちなみに私は、50歳からの手習いで、下手の横好きゴルフにはまっていますが、私にとっては、日々蓄積するストレス（「怒り」の感情？）を発散する唯一の手段といっても過言ではありません。そのおかげで、私の顎関節症の症状は暴走することなく安定しています。

もっとも、私の下手なゴルフに付き合ってくれる同僚諸氏には、逆に「怒り」の感情を抱かせているのかもしれませんが（笑）…。

COLUMN 1

“脱ストレス”のススメ

「快適な旅」のち「とらばーゆ」で顎関節症から開放された「リケジョ」の患者さんがおられます。その方は、ある自動車メーカーの研究部門に勤務する聡明な若い女性で、顎関節症の原因は、明らかに仕事上のストレスでした。このストレスが強力で、私の治療に対する反応はイマイチでした。しかし、「有給休暇を取って旅に出ている間（ムカつく上司に仕事を押しつけて、物理的に遠く離れている間）は、大口を開けておいしくご飯が食べられるの…」といつも笑っておられました。

最終的に彼女は、ある化粧品メーカーに転職したのですが、その途端に顎関節症から開放され、それ以降は受診されていません。この実話からいえることは、ストレス発散の基本は、一時的にでも「そのストレスの根源」から離れることですね！　私も心がけています。

第2章

顎関節症かも？どこを受診すればいいの？

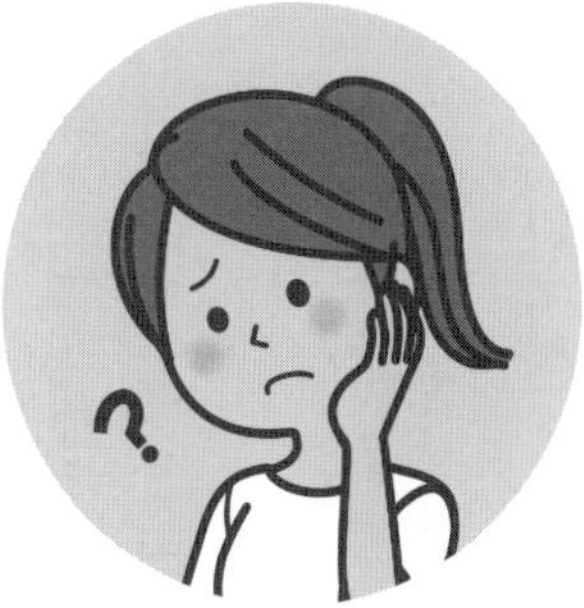

1 顎関節症は歯科か口腔外科を受診！

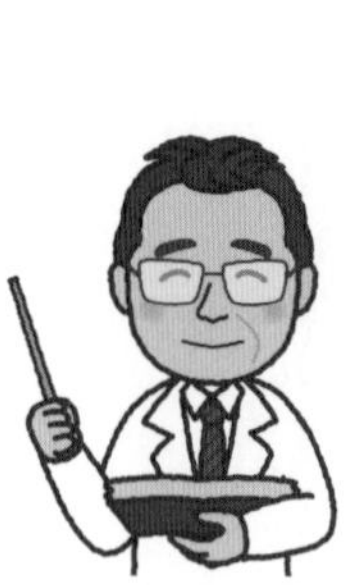

　さて、「関節」というと整形外科を連想しがちですが、顎関節症をはじめとする顎関節に関連する疾患については、基本的に歯科・口腔外科が担当します。ときに顎関節症以外の疾患の手術などで、脳神経外科や耳鼻科との合同手術になることはありますが、きわめてまれです。
　最近では、顎関節症は虫歯、歯周病に次ぐ歯科の3大疾患の一つとされ、歯科を受診する患者さんの約10％を占めるともいわれています。もちろん、顎関節症かな？と思っていたら、全く別の疾患が隠れていた、ということもありますが、「アゴが痛い、ダルい、口を大きく開けられない…」などの顎関節症を疑う症状がある場合には、取り急ぎ**歯科診療所あるいは病院の歯科・口腔外科を受診**してください。

２ 顎関節症の専門医とは？

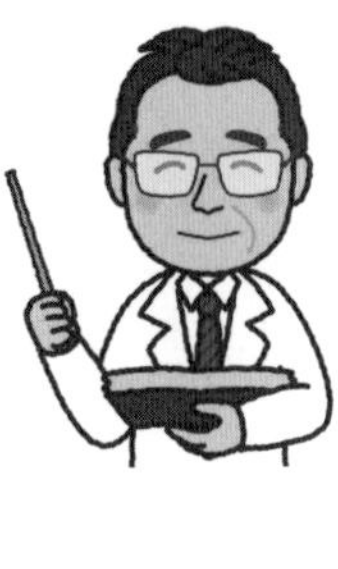

　医療の専門分科が進み、多種多様な専門医が多段階的に存在し、各「専門医」はそれぞれの専門学会が認定する仕組みになっています。顎関節症に関しても、（一社）日本顎関節学会が認定する顎関節症の専門医制度があり、経験症例数や学術論文の実績など学会が定めた要件を満たし、かつ試験に合格したものに「顎関節症専門医」の資格が与えられます。ですので、「顎関節症専門医」は顎関節症に関する一定の知識と治療経験を有する信頼できる歯科医師ということになります。

　しかし、実際のところ「顎関節症専門医」である先生方の歯科医師としての基盤は、私のような口腔外科にかぎらず、補綴《ほてつ》歯科、矯正歯科、歯科放射線科などさまざまで、同じ患者さんを診ても見立てが異なることもあります。また、同じ基盤の専門医であっても全く同じ治療方針を立てるとはかぎりません。つまり、同じ患者さんでも、担当した「顎関節症専門医」の出自や考え方によって、治療方針や治療内容が大なり小なり異なるということです。

しかし、外科的治療を要する顎関節症や顎関節症と似て非なる疾患の診断・治療に関しては、日常的に携わっている診療内容をかんがみて、**口腔外科を基盤とした「顎関節症専門医」**が責任をもって引き受けることになります。

3 症状がよくならないのはなぜ？

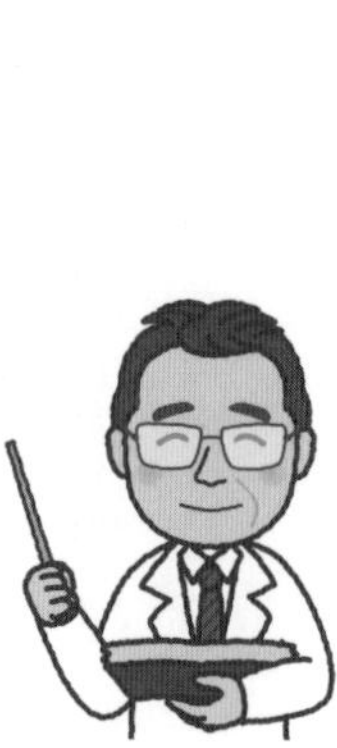

治らない原因は患者さん側にもあった？

顎関節症の患者さんのなかには、想定どおりに症状が改善しない方がおられます。顎関節症によるものだと思っていた症状の主因が他の疾患だった、ということも確かにあります。また、顎関節症の症状、あるいは病状そのものが重症で、治療に時間を要することもあります。特に、外科的な治療を検討せざるをえない場合や、咬み合わせの問題まで対応せざるをえないような場合には、年単位の治療期間を要することもあります。

しかし、通常であれば、長くても2～3カ月で明らかに改善するはずの顎関節症の症状が全く変化しないということがあります。このような患者さんは、大きく二つのグループに分けることができます。一つは、うつ病などの精神疾患、脳梗塞の後遺症、パーキンソン病や関節リウマチなどの影響で、顎関節症の改善策としてきわめて重要なセルフコントロール（アゴの力を抜いたり、咀嚼筋の指圧・マッサージなど）がうまくできない患者さんたちです。もう一つのグループは、いわゆる**「やぶ患者」**に属する患者さんたちです。

あなたは「やぶ患者」になっていませんか

「ヤブ医者」は知ってるが**「やぶ患者」**なんて言葉は初めて聞いた、という方が多いかと思います。これは、長野県厚生連長野松代総合病院消化器内科部長 前川 智氏の著書『やぶ患者になるな！』（幻冬舎より２０２１年4月発刊）から引用したものです。このタイトルは少々刺激的ですが、実際に手にとってみると、患者さんが正しい姿勢で自分の病気に向き合い、適切な医療を受け、できるだけ長く健康寿命を享受《きょうじゅ》できるように、との現役医師としての願いが込められていることがよくわかります。

また、顎関節症の患者さんのなかにも**「やぶ患者」**と認定せざるをえない患者さんがときどきおられ、前川氏とは専門分野は違いますが、共感できるところが多々ありました。では、経験的に私が認定する顎関節症の**「やぶ患者」**とはどのような患者さんなのかといいますと、次のような患者さんになります。

①　顎関節症の成り立ちや発症のメカニズム、現在の病状や治療に関する説明を聞き流し、理解しようとしない。

②　薬、処置、手術などによる治療効果を全面的に期待している。

③　①や②の結果、**簡単かつ重要で、短時間かつタダでできるセルフコントロール（アゴの脱力、咀嚼筋の指圧・マッサージとストレッチ）**をまじめに実践しない。また、具体的な日常生活上のアドバイスに従わない。

④　各種メディアから得た情報に固執《こしつ》しすぎたり、確固たる「自己診断に基づいた

治療概念」をもっており、目の前の担当医の話や治療方針を信用しない。結果的に③にもつながり、最終的に「自己診断」を尊重してくれる担当医を求めてさまよう（ドクターショッピングタイプ）。

目指せ、担当医とのベストマッチング

一方、「私は、担当医の話をよく聞いているし、**「やぶ患者」**ではないのに、症状がちっともよくならない…」という方がおられると思います。そのような患者さんについては、現在お世話になっている担当医の先生の診断・治療方針が、実際の病状にマッチしていない可能性があります。ですので、別の目で診ていただくということも大切な選択肢かと思います。

つまり、セカンドオピニオンを求めるということですが、これは前述のように、同じ**「顎関節症専門医」**でもそれぞれ見立てが異なることがありますので、別の専門医を受診することで、現在の病状にマッチした治療提案を受けることができるかもしれません。実際、私の外来にも、他の医療機関からの紹介状をもった患者さんが数多く

お見えになりますが、治療内容を少し軌道修正するだけで、劇的に症状が改善することが少なからずあります。もちろん、逆に、私から他の顎関節症専門医を紹介することも多々あります。

COLUMN 2

“セカンドオピニオン”の実情

顎関節症の治療に関するセカンドオピニオンを求めて来院される患者さんが、少なからずおられます。このような患者さんの多くは、長きにわたって顎関節症に悩まされ、手術でスッキリ治ることを期待したり、逆に手術の宣告を受けるのではないか、と戦々恐々として受診されます。しかし、実際に手術の適応となる患者さんはごくわずかで、ほとんどはアゴの脱力、咀嚼筋の指圧・マッサージ、ストレッチ、プラスαとしての就寝中に使用するマウスピースで解決しているのが現状です。ですので、口腔外科を紹介されたからといって、いたずらに心配する必要はありません。

一方、私たち口腔外科ベースの顎関節症専門医から、必要に応じて他の専門医を紹介することもあります。特に、咬み合わせや精神的な問題に対する、より専門的な対応が必要と思われる場合には、矯正・補綴ベースの顎関節症専門医や心療内科・精神科の受診を勧めたり、顎関節症専門医と精神科医がタッグを組んで診療にあたっている施設を紹介することもあります。

第3章

アゴはどうやって動くの？

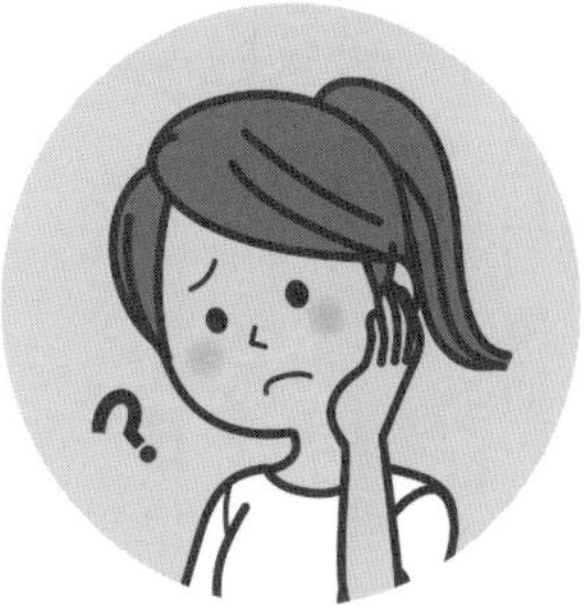

1 アゴの仕組みについて知ろう！

アゴの仕組みを徹底解剖！

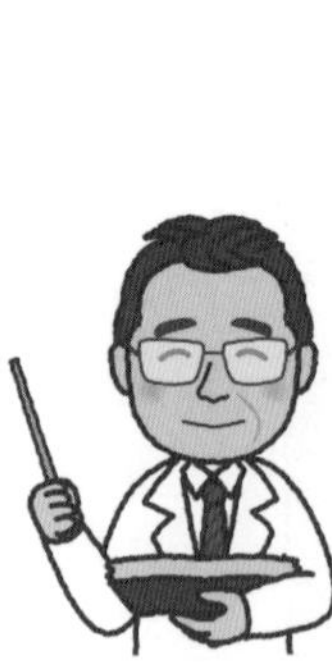

顎関節は、皆さんがご飯を食べたり、おしゃべりしたりといった日常生活に欠かせない最も重要な機能を支える関節で、主に下顎骨《かがくこつ》の下顎頭《かがくとう》という部分と頭蓋骨の一つである側頭骨《そくとうこつ》の下顎窩《かがくか》～関節隆起という部分で構成されており、骨の表面は軟骨《なんこつ》で覆われています（**図1、2**）。

もう少し細部を見てみましょう。下顎頭と下顎窩の間には、関節円板《かんせつえんばん》という線維性のクッションが挟まっており、ちょうど下顎頭が関節円板という名のベレー帽をかぶっているような格好になります。ここで顎関節の断面を見ると、この関節円板と上下の骨の間に関節腔《かんせつくう》と呼ばれるスペースがあり、2階建ての家のような構造になっていますが、実際のところ、正常な関節腔の天井と床は密着しています。

しかし、上下の関節腔というお部屋の壁を構成している滑膜《かつまく》という組織から滑液《かつえき》というオイルが染み出しているので、下顎頭は関節円板をクッションにしながら**回転運動と前後的な滑走運動を組み合わせた複雑で微妙な動き**をスムーズに行うことができます（**図3**）。

①左側面から見たところ

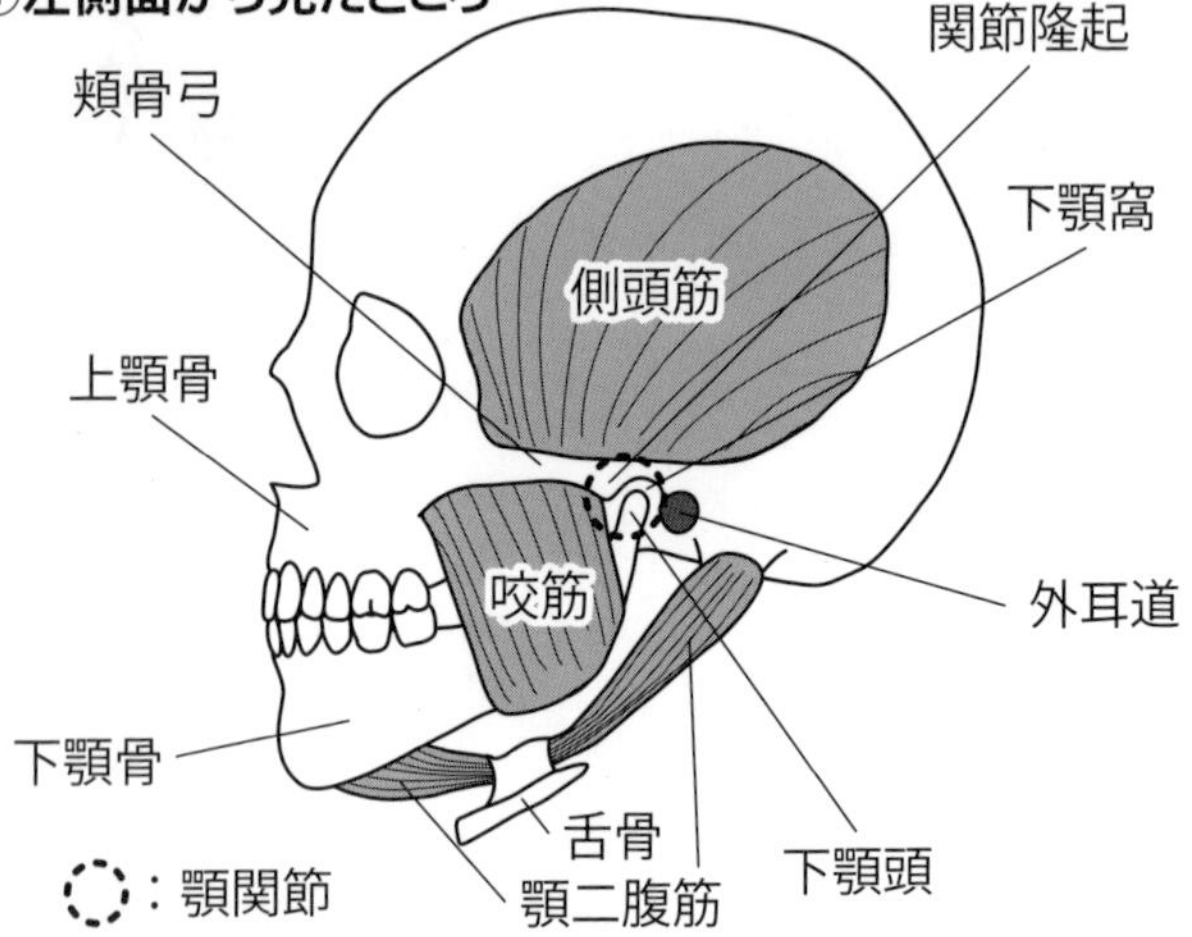

②左咬筋と頬骨弓を取り外して見たところ

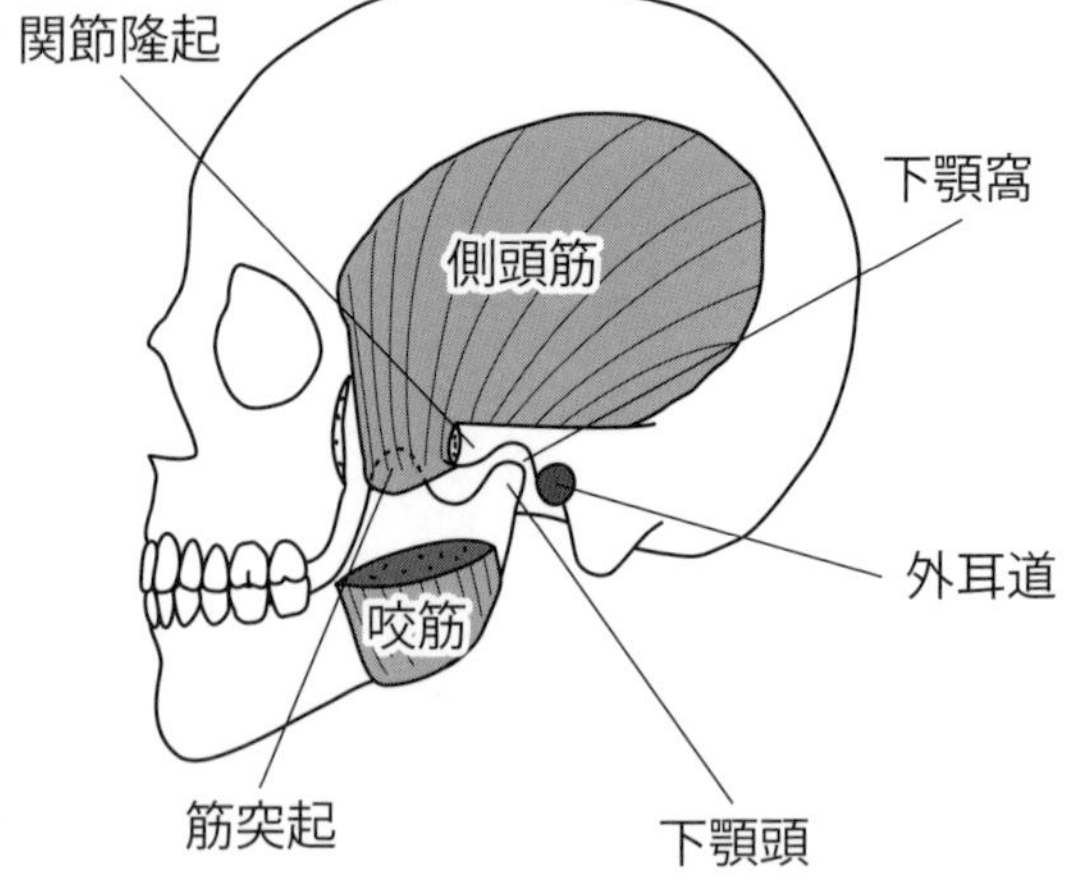

図 1-1　顎関節を構成する骨と代表的な咀嚼筋の位置関係

③左頬骨弓、咬筋、下顎骨の筋突起と側頭筋を取り外して見たところ

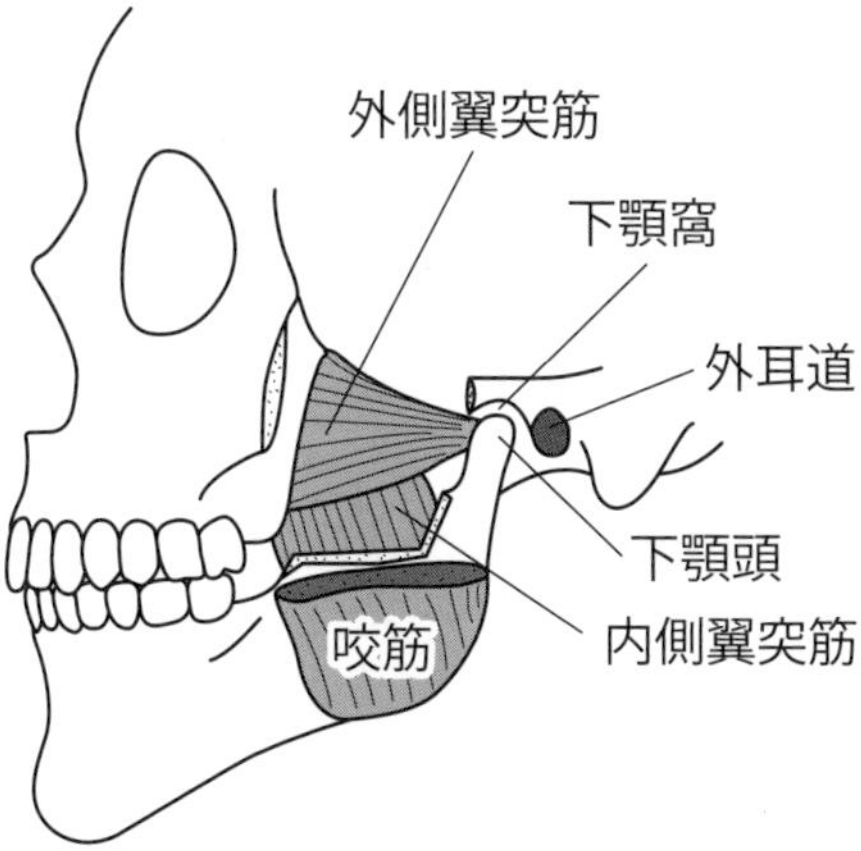

④後下方から見上げたところ（左側）

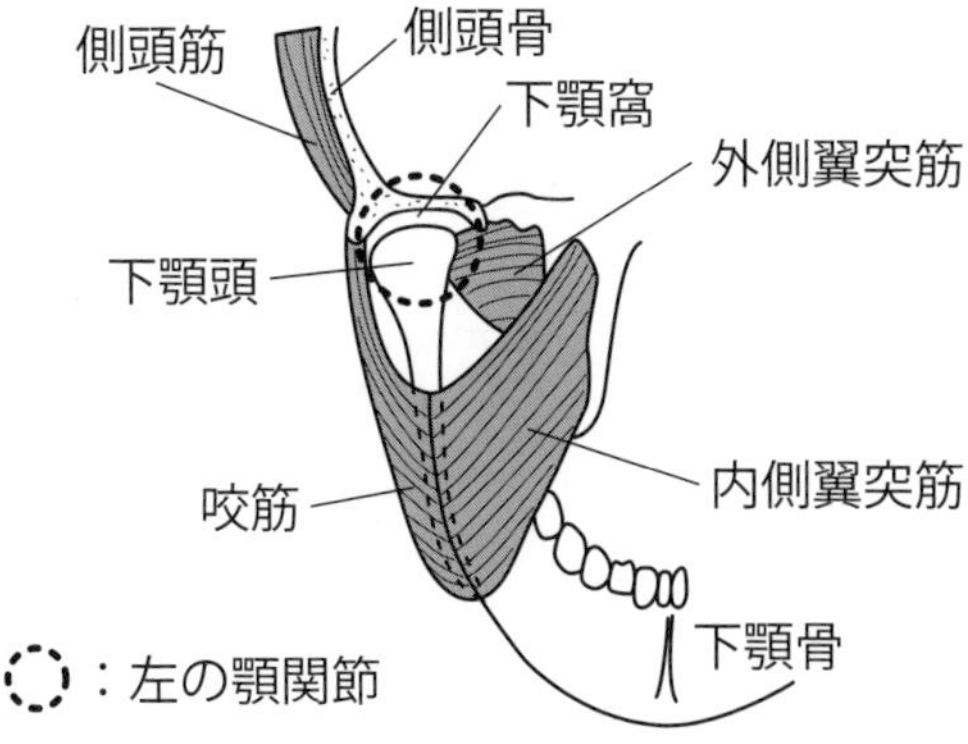

図1-2　顎関節を構成する骨と代表的な咀嚼筋の位置関係

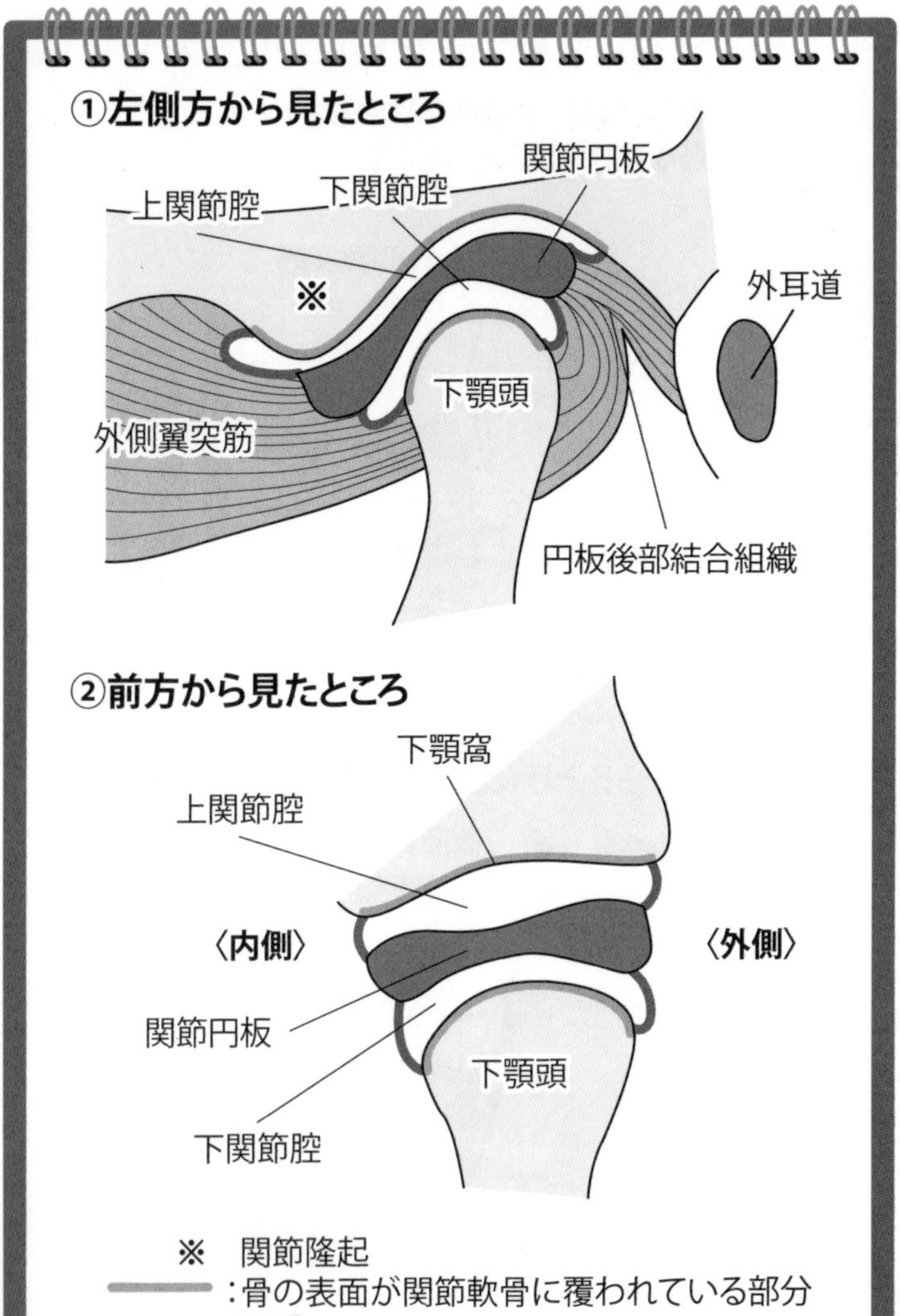

図2　顎関節の詳細な構造

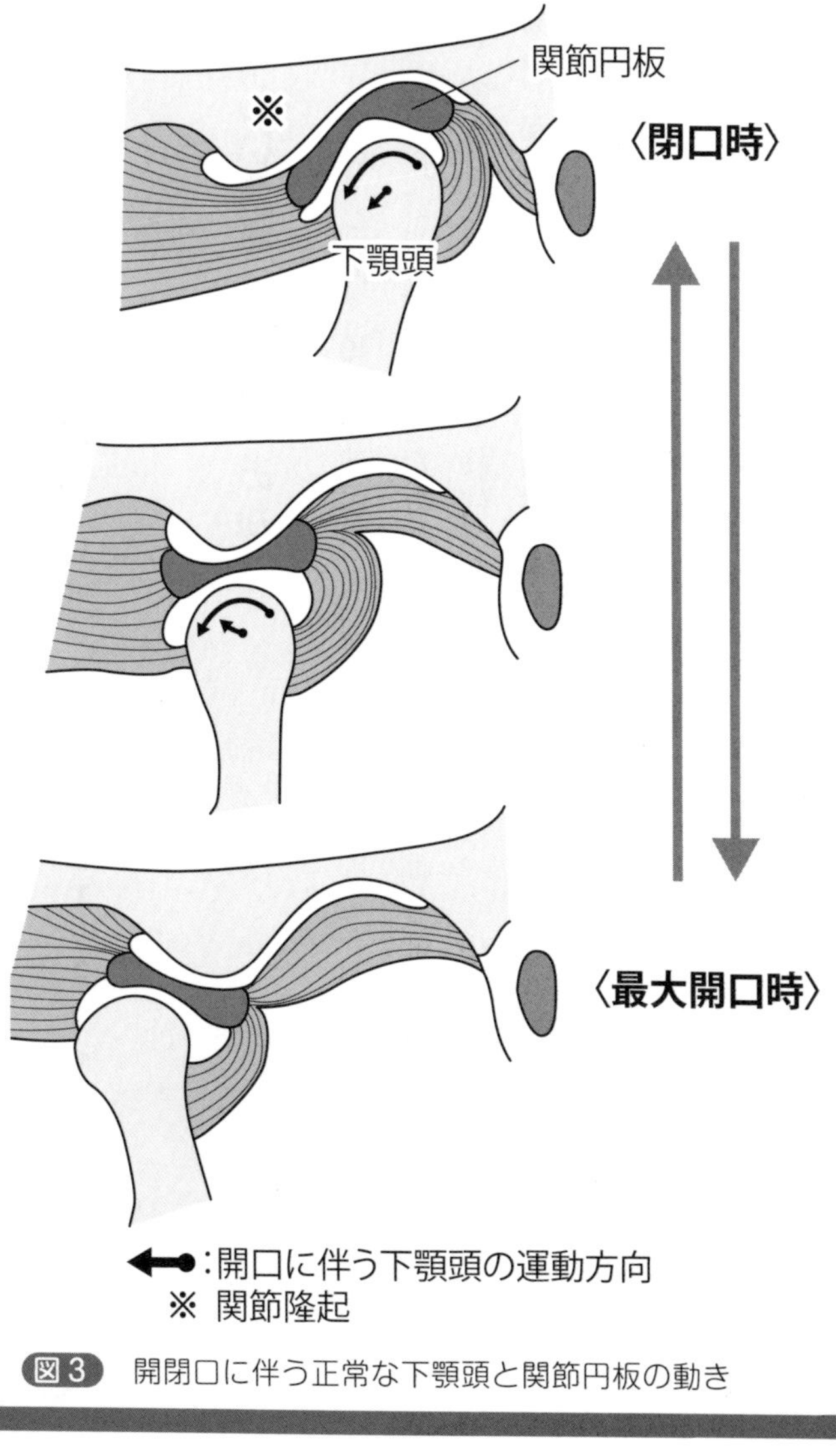

図３　開閉口に伴う正常な下顎頭と関節円板の動き

2 下顎はどうやって動くの？（図1～3）

楽しい食事は下顎のおかげ

ところで、この下顎頭の動きは、下顎骨に付着する多くの咀嚼筋の働きによってコントロールされており、当たり前ですが下顎全体の動きに直結しています。その結果として、私たちはさまざまな食べ物を噛み切ったり、くだいたり、すりつぶしたりすることが可能となり、豊かな食生活を楽しむことができています。

一方、日常生活におけるさまざまな下顎の動きは、開口、閉口、前後、左右という動きの組み合わせで構成されています。この下顎の動きをつかさどる代表的な咀嚼筋として、外側翼突筋《がいそくよくとつきん》、顎二腹筋《がくにふくきん》、咬筋《こうきん》、内側翼突筋《ないそくよくとつきん》、側頭筋《そくとうきん》があげられます。これらの筋はそれぞれ付着部位が違い、相互に協調して作用する（縮んだり伸びたりする）ことで、複雑で微妙な下顎の動きをコントロールしています。

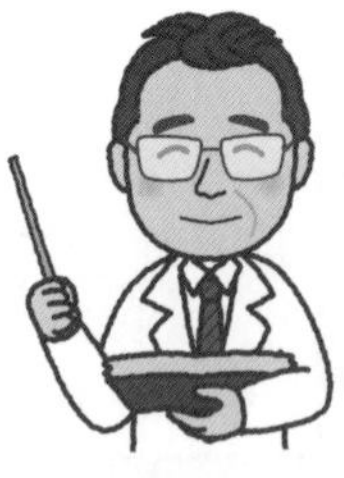

サポート役の咀嚼筋

さて、ここで**図1と図4**をご覧ください。これら咀嚼筋は頭蓋骨と下顎骨を連結しており、下顎頭が支点（つっかえ棒）となって下顎の動きを支持していることがわかります。また、筋肉は力を入れると縮み、力を抜くとゆるんで伸びますので、付着部位が異なるそれぞれの筋肉に力が入ると、下顎骨にどのような力がかかるのかがわかると思います。

先に書いた代表的な咀嚼筋のうち、外側翼突筋と顎二腹筋は開口筋《かいこうきん》と呼ばれ、口を開ける方向に下顎を動かします。ここで面白いのは、外側翼突筋は下顎頭を前方に引っ張り、顎二腹筋は下顎骨のオトガイ部を後下方に引っ張ることで開口運動を行っているという点です。つまり、開口運動中の下顎頭は、下顎運動の支点の役割を果たしながら、関節隆起を乗り越えて前方に滑走すること（**一時的にアゴが外れた状態**）になります（**図4**）。その結果、われわれは大きく口を開けることができ、握り寿司を一口で食べるという幸せ（生魚が嫌いな読者の皆さんには申し訳ございません）を噛みしめることができるのです。

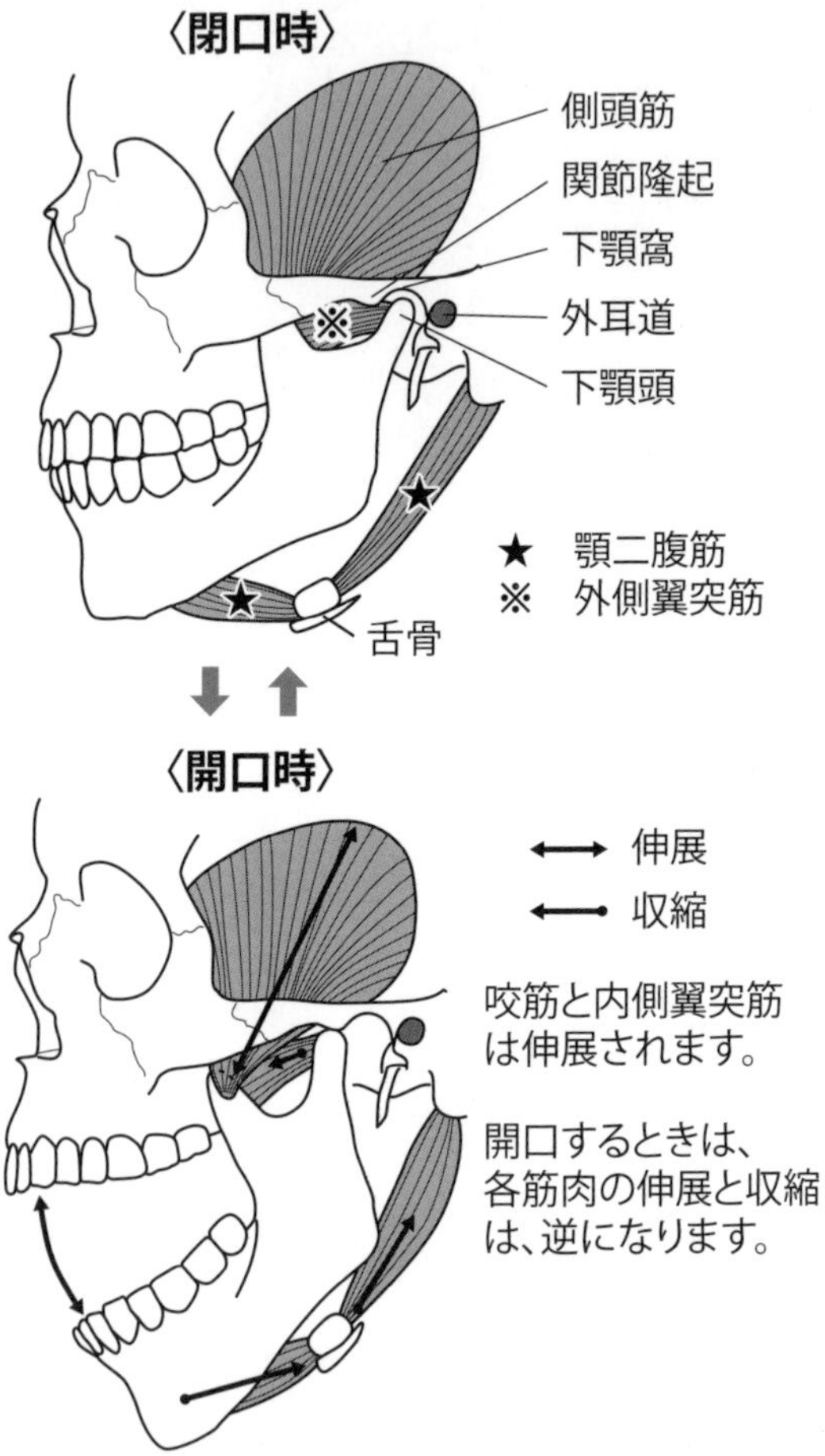

図4 開口運動に伴う下顎骨と咀嚼筋の動き

側頭筋は縁の下の力持ち

一方、咬筋、内側翼突筋、側頭筋は閉口筋《へいこうきん》と呼ばれ、口を閉じる方向に下顎を動かすときに力を発揮します。咬筋と内側翼突筋は下顎骨の外側と内側に存在しますが、実は一体化したハンモックのような形状をしており、頭蓋骨から下顎骨を吊り下げているような格好になります（図1-2）。ですので、口を閉じたり、食いしばったりするときに力を発揮する筋肉だということが理解できると思います。

側頭筋も同じような働きをするのですが、側頭筋の最も大事な働きは、大口を開けた状態から口を閉じようとしたときに、最初に力を発揮することです。つまり、関節隆起の前方に移動した下顎頭を下顎窩まで引き戻すことです（図4）。

側頭筋はイチョウの葉のような形をしており、扇型の部分が側頭骨に広く付着し、この大きな筋肉が収束した付け根の細い部分のほとんどが下顎骨の筋突起《きんとっき》という部分に付着しています（図4）。つまり、側頭筋は下顎頭を直接引っ張るのではなく、筋突起を後方に引っ張っているのです。側頭筋の働きで下顎頭が下顎窩に収まると、その後の閉口運動は単純な回転運動によってスムーズに完結することになります（図4）。

ところで、下顎頭が関節隆起の前方から下顎窩に戻れない状態は、**「顎関節脱臼」**と呼ばれ、そのままでは下顎頭はうまく回転できず、結果的に口を閉じることができません。このような事態は、歯医者さんで大口を開けて治療を受けた後などにも発生しますが、要は、長時間の開口で側頭筋が疲労してしまい、筋突起を後方に引っ張り戻す余力がなくなったことによります。

実は、咀嚼筋の付着部位を考えると、閉口運動のときに下顎骨を後方に引っ張ることができるのは側頭筋のみなのです。それに加えて、側頭筋のイチョウの葉のような面白い形状と付着様式は、口を開けるときも口を閉じるときも下顎がフラフラガクガクと揺れ動かないように制御するためのものと考えられ、口を開けている間も働いているのです（**図4**）。というわけで、側頭筋は咀嚼筋のなかで最も多忙な筋肉といえるのかもしれません。

第 4 章

顎関節症かどうか
チェックしてみよう！

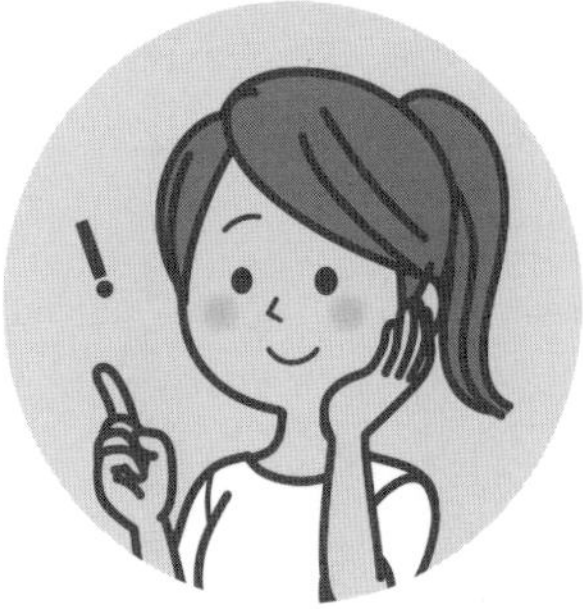

1 アゴがダルい、重い
―顎関節症の初期症状かも？

起床時、アゴがダルくありませんか？

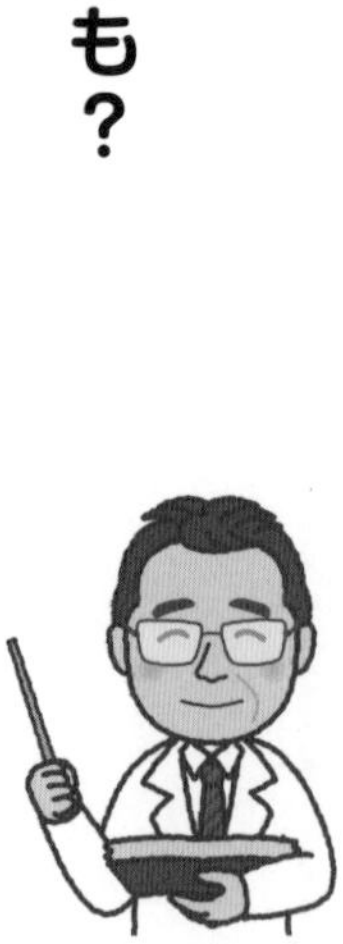

誰でも、硬いお肉や酢ダコなど、歯ごたえのある食べ物を噛み続けてアゴがダルくなったり、重く感じたりした経験があると思います。でも、これには「思い当たるフシ」があるので、あまり気にしないのではないでしょうか。実際、硬いものを頑張って食べたことによる咀嚼筋の疲労が原因なので、ご心配にはおよびません。

ところが、「今日は起床時からアゴがダルく、もし朝食にフランスパンを食べようものならアゴが痛くなりそう。でも硬いものを一生懸命食べたわけでもなく思い当たるフシがない…なんで？」ということはありませんか？　**このような状況を度々経験するという方は、顎関節症予備軍の可能性がきわめて高く、ほぼまちがいなく就寝中に歯ぎしり（グラインディング）や食いしばり（クレンチング）をしています**（合わ

せてブラキシズムといいます）。

ブラキシズムをしていると、就寝中に咀嚼筋（主に咬筋、側頭筋などの閉口筋）が勝手に活動しすぎるので、起床時にはこれらの筋肉は疲労困憊《こんぱい》しています。その結果、「アゴがダルい、重い」ということになり、**ひどい場合には、かつての私のように「口が開きにくい、硬いものが噛めない…アゴを動かすと痛い」**など、**快適で楽しいはずの食事までもがおっくうになる**ような事態におちいります。

ブラキシズムの原因は明確にはされていませんが、私の場合「怒り（背景には悔しい、悲しい、どうしようもない状況などがあります）の感情」が高ぶったときに悪化するようで、自分でコントロールすることはできません。多くの患者さんからも同様の証言を得ています。なお、このような患者さんはブラキサーと呼ばれ、一般的に（八重歯の人は除く）犬歯の尖端が、歯ぎしりによって削れてなくなっています（**写真1**）。

しかし、ブラキサーだからといって必ずしも咀嚼筋の疲労による「症状」を自覚したり、顎関節症の治療を必要とするわけではなく、大半のブラキサーは何の問題もなく生活されています。

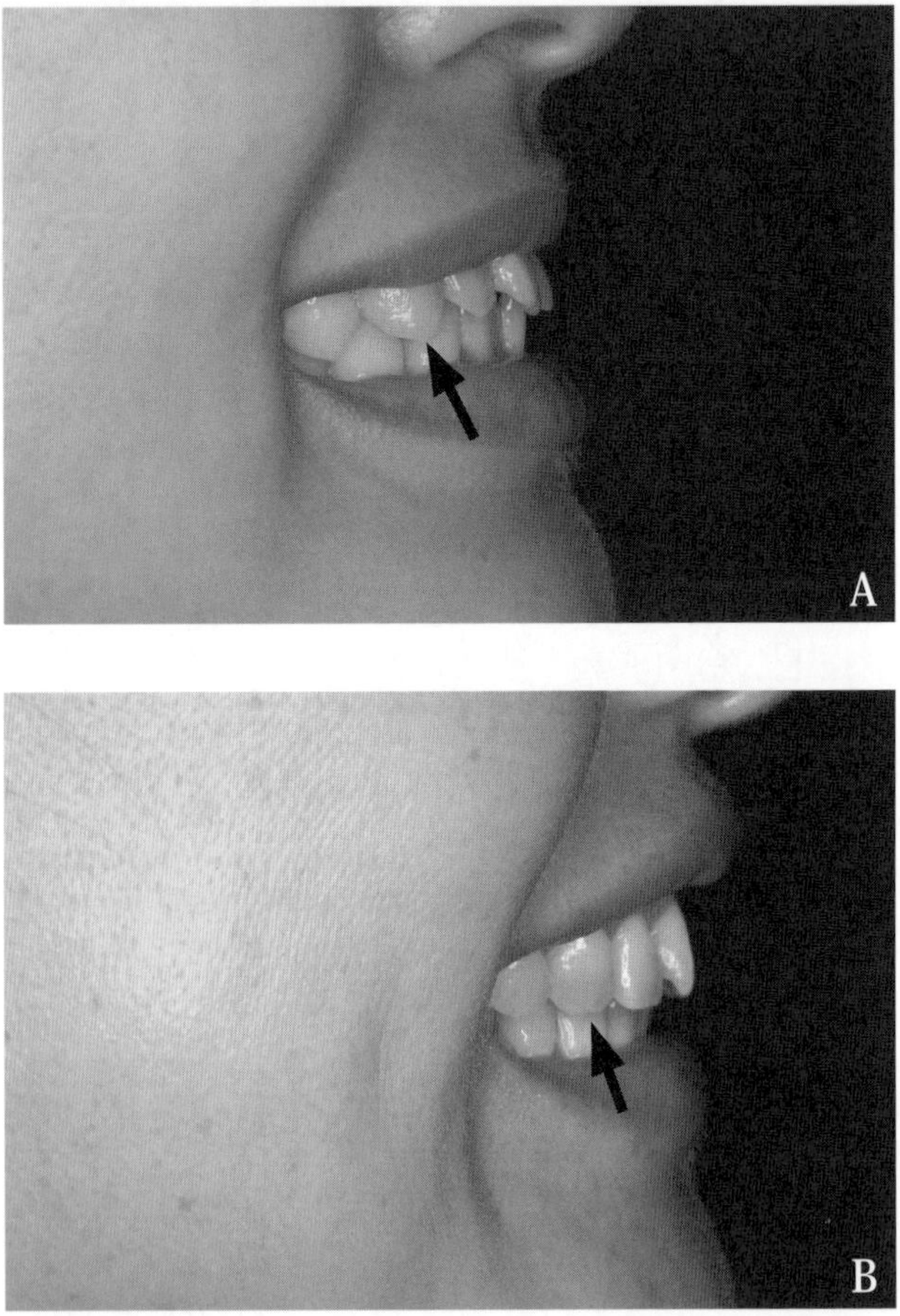

写真1　あまり歯ぎしりをしない人の犬歯の先端は尖っています（A：矢印）が、ブラキサーの犬歯は、先端がすり減って平坦になっています（B：矢印）。

COLUMN 3

“ブラキサー”は顎関節症予備軍!?

テレビに出演しているスポーツ選手やお笑い芸人の前歯や犬歯に注目していると、歯の先端がすり減っており、「この人はブラキサーだな…、笑顔の裏で、艱難辛苦《かんなんしんく》に耐えながら頑張ってきたんだろうな〜、もしかしたら顎関節症あるいは顎関節症予備軍かも？」と思うことがあります。これは、もちろん生粋の歌手や俳優さんにも認められる所見だと思いますが、犬歯も含めた前歯部が補綴物《ほてつぶつ》（かぶせ物）の治療を受けている人が多く、スポーツ選手やお笑い芸人に比べると確認できる頻度は低いように感じます。

ところで、読者の皆さんご自身や身近な人たちにも、前歯や犬歯の先端がすり減っている方がおられると思います。そのような人は、少なくとも顎関節症予備軍の可能性が高いので、もっと肩の力を抜いて日々を過ごし、ときにストレス解消の機会を設けることが大事だと思います。しかし、「それができたら苦労しまへんがな〜」と思われる方も多いことでしょう。でも大丈夫、本書を読み進めていただくと、自分で顎関節症の症状をやわらげたり、発症を予防するノウハウに出合えますのでご安心ください。

ふと気が付くと歯を食いしばっていませんか?

一方、午前中は大丈夫だが、平日の夕方になると「アゴがダル重くなる、あるいはアゴを動かすと痛い」という方もおられます。**このような方も顎関節症と診断される可能性がきわめて高く、一般的に Teeth Contacting Habit(TCH:歯列接触癖)という悪習癖があります。**TCHとは、日中の起きているときに、無意識に食いしばったり、食いしばっていなくても**上下の歯が接触した状態(感覚的には上下の歯を咬み合わせた状態)をキープしてしまう習癖を指します。**ここで多くの方は、「食いしばってなければいいんじゃないの?」と思われるでしょう。しかし、食いしばっていなくても、上下の歯が接触しているだけで、咀嚼筋は、反射的に思いっきり食いしばっているときの80%前後の力を出して活動してしまうのです。つまり、この状態を自覚しないままでいると、咀嚼筋は著しく疲れることになります。

ちなみに、特殊な事情がないかぎり、咀嚼筋が脱力しリラックスした状態では、上下の歯が接触することは絶対になく、そのときにできる上下の歯のすき間を「**安静空隙**《あんせいくうげき》」といいます。**この安静空隙を体感してもらうことが、顎関節症の治療には欠かせ**

ない要件となりますので、次章で詳しく述べることにします。

さて、ここまでのお話から、**「アゴがダルい、重い」といった症状の原因は、ブラキシズムやTCHによる咀嚼筋の疲労にある**ということをご理解いただけたと思いますが、このような状況は、いわゆる**「肩こり」**と同じで、筋肉がこわばった状態にあります。したがって、自発痛（じっとしていても痛い）や機能時痛（アゴを動かすと痛い）の自覚はなくても、**「肩こり」のツボ**（便宜的な表現で、東洋医学的なツボと一致するとはかぎりません）に相当するところがあり、同部には硬いこわばりが確認でき、押し込むと心地いい、痛・気持ちいい、といった感覚が得られます。また、症状が重くなると相応の痛みを感じたり、ときに感覚が鈍くなることもあります。

2 口の開け閉めなど、アゴを動かすと痛い ―顎関節症の主症状！

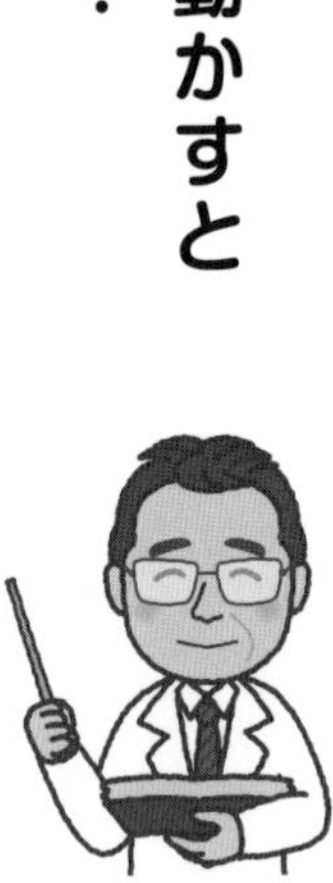

アゴを動かす咀嚼筋の疲労は、腕や足の筋肉の疲れと同じです。ブラキシズムやＴＣＨにより咀嚼筋の疲労がたまってくると、アゴがダルくなったり、重く感じたりします。やがてうまく動かせなくなり、口が開きにくい、固いものが噛めない、さらにはアゴを動かすと痛みを感じるようになります。多くの場合、口を大きく開けたり、固いもの（歯ごたえのあるもの）を噛むときに痛みます。

この痛みの本性は、咬筋や側頭筋など咀嚼筋の筋痛であることが多いのですが、顎関節そのものが痛みの発信源となることもあります。咬筋や側頭筋のこわばりが長期間続くと、顎関節の内部を圧迫し続けることになります。その結果、顎関節のなかで炎症が起こり、やがて軟骨や骨にも傷害がおよび、**運が悪いと「顎関節痛」をまねくことになるのです**（27ページ**図1-2**参照）。

3 アゴを動かすと、音（顎関節の雑音）がする ―顎関節症の副症状！

こんな症状ありませんか？

アゴを動かしたときに聞こえる「音」は「顎関節雑音」と呼ばれ、「ポキポキ」「カクカク」「コキコキ」などと表現される「クリック音」と「シャリシャリ」「ジャリジャリ」「ミシミシ」などと表現される「クレピタス音」があります。どちらも、顎関節症の副症状としてはメジャーなものです。

　クリック音は、顎関節が動くときにクッションの役割をする関節円板が、下《か》顎頭《がくとう》の動きにスムーズに連動しなくなったために生じます。その原因は、顎関節内の炎症によって軟骨が傷んだり、オイルの役割をする滑液《かつえき》の劣化によると考えられます。

　しかし、顎関節の雑音には痛みを伴うことは少なく、咀嚼筋のリラクゼーションに主眼をおいた咀嚼筋の脱力、指圧・マッサージ、ストレッチなどによって軽快するこ

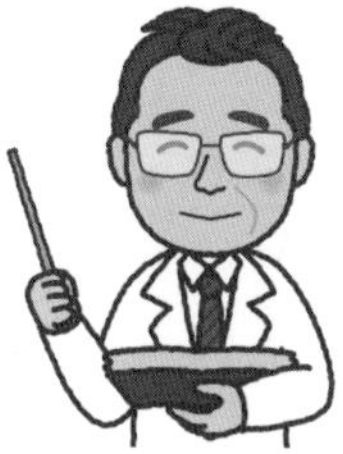

とが多く、ときに消退することもあります。「えっ、治らないこともあるの？」あるいは「私の雑音は、全然よくならないんですけど〜」と思われた読者が少なからずおられると思いますが、痛みがなく「口を開けようとするといつもアゴが引っかかる」などの機能障害がなければ、あまり深刻に考えなくてもよいと思います。ただし、咀嚼筋の脱力、指圧・マッサージ、ストレッチなどによるケアは継続することをおすすめします。

クレピタス音には要注意

一方のクレピタス音は、一般的に関節円板あるいは円板後部結合組織に穴が開き、上下の関節腔（1階と2階の部屋）がつながってしまっていることを示しています。つまり、クレピタス音は、アゴが動くときに、下顎頭と関節隆起《かんせつりゅうき》が直接こすれ合って生じるものです。また、軟骨のみならず骨まで傷ついていることがほとんどで、クリック音よりも重症といえます。

クレピタス音を発する顎関節においては、多くの場合、画像検査で下顎頭や関節隆起の表面のギザギザやデコボコ、骨のトゲ（骨棘《こつきょく》）などの骨変化がみられます。実際、クレピタス音には痛みを伴うことが少なくなく、今は痛くないが、かつて顎関節痛を経験したことがあるという患者さんもおられます。しかし、長年にわたってクレピタス音は自覚しているが、一度も痛くなったことがない、という**運のよい方**もおられますので、クリック音と同じように、**痛くなくアゴの動きに支障がなければ、あまり深刻にならなくてもよい**でしょう。ただし、咀嚼筋疲労の症状がある場合には、やはり、咀嚼筋の脱力、指圧・マッサージ、ストレッチによるケアの継続が望ましいところです。

ところで、顎関節の雑音は顎関節症以外の疾患でもみられます。したがって、痛くなくても、念のため、一度は口腔外科ベースの顎関節症専門医の診断を受けておくことをおすすめします。

4 時々、こめかみのあたりが痛い
―顎関節症に伴う症状の一つかも？

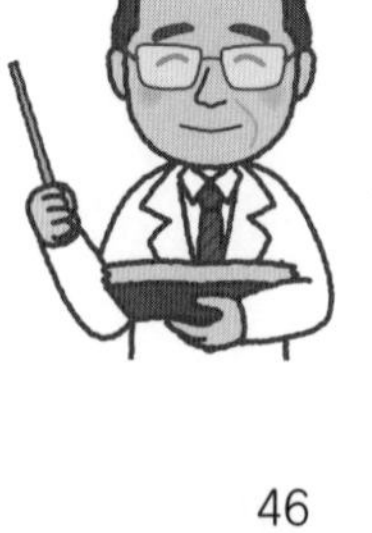

多くの読者の皆さんは、「こめかみ」のあたり（側頭部）の自発痛は「頭痛」だとお考えのことでしょう。確かに「頭痛」なのですが、「こめかみ」のあたりを押したり揉んだりすると少し楽になるものは、**「側頭筋の筋緊張型頭痛」**であることがほとんどで、その本態は筋疲労や過緊張による側頭筋の筋痛です。ですから、「側頭筋の筋緊張型頭痛」は顎関節症の症状の一つであるともいえますし、実際、顎関節症の患者さんの多くが経験されています。私も「怒りの感情」を爆発させずに、大人の事情？でグッと我慢した日の夜や翌日に見舞われることがあります。ストレスが高じて普段より食いしばりが強くなるなど、ＴＣＨとブラキシズムの悪化のせいに違いありません。

しかし、側頭部のしつこい自発痛の原因としては、別の病気の可能性もあるので要注意です。

5 何もせず、じっとしていてもアゴが痛い ―顎関節症ではないかも⁇

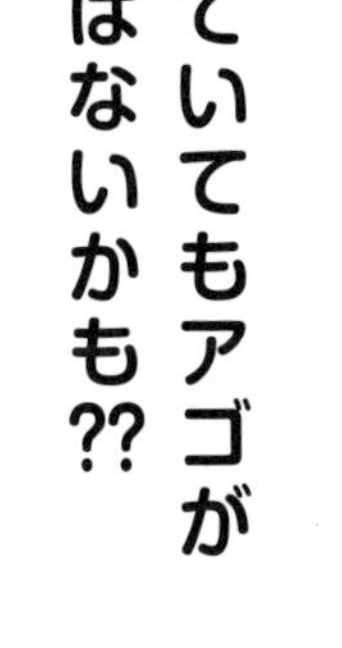

別の病気が隠れているかも？

顎関節症による咀嚼筋や顎関節の痛みは、口を開けたり、固いものを噛んだり、アゴを動かしたときに生じ、一般的に、**じっとしていて痛い（自発痛）ということはありません。**確かに、「側頭筋の筋緊張型頭痛」のように、他の咀嚼筋にも疲労の蓄積による筋痛（自発痛）が生じ、顎関節症の症状と考えざるをえないこともありますが決して多くはありません。また、顎関節症の患者さんが、アゴの力が抜けた状態で、顎関節の自発痛を訴えることはほとんどありません。ですから、**「じっとしていても（アゴに力が入っていない状態でも）アゴが痛い」場合には、まず他の病気を疑うべきです。**

がんが隠れていることも

ところで、医療関係者を除く一般の患者さんは、顎関節症に関係する顎関節や咀嚼筋のみならず、下顎をはじめとする顔面の下部3分の1をひっくるめて「アゴ」と表現されます。私の経験では、患者さんが「アゴの自発痛」を訴える場合には、顎関節症ではなく、虫歯や歯周病による炎症が原因となっていることがほとんどです。他にもさまざまな疾患によって「アゴの自発痛」は生じますが、下手をすると命にかかわる**「がん」がひそんでいることもある**ので要注意です。

いずれにしても、「何もせず、じっとしていてもアゴが痛い」場合には、その原因が顎関節症以外の疾患であることが多いので、病院の歯科・口腔外科、あるいは口腔外科ベースの顎関節症専門医を受診することをおすすめします。

歯周病とは、歯と歯肉の境目にたまった食べかすや歯石に付着した細菌が原因で生じる炎症性の疾患です。重症になると歯肉のみならず歯を支える骨まで吸収し、適切な治療を受けなければ最終的に歯を失うことになります。

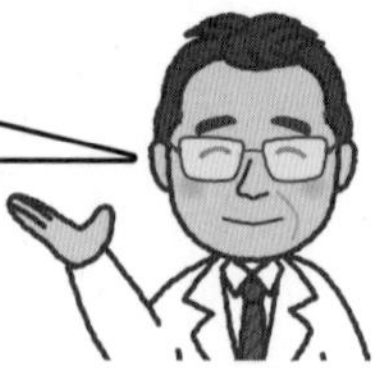

6 アゴの関節が腫れている ―顎関節症で腫れることがあるの??

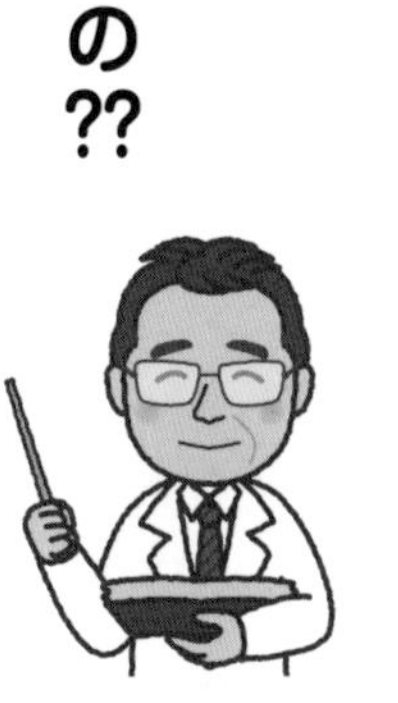

顎関節症で顎関節部、つまり耳珠《じじゅ》の前方（**写真2**）が腫れることはありません。顎関節部の腫れと同時に痛み（自発痛）を伴う場合には、顎関節ピロリン酸カルシウム結晶沈着症（偽痛風）、リウマチ性顎関節炎、化膿性顎関節炎《かのうせいがくかんせつえん》などが疑われます。また、症状が顎関節症とそっくりな滑膜性《かつまくせい》（骨）軟骨腫症《なんこつしゅしょう》でも、関節腔のなかに多量の水がたまることによって、顎関節部が腫れることがあります。その他、顎関節に発生する腫瘍《しゅよう》（できもの）によることもあります。

いずれにしても、**顎関節部が腫れている場合には、顎関節症ではなく、**他の疾患の可能性が高いので、やはり病院の歯科・口腔外科、あるいは口腔外科ベースの顎関節症専門医を受診することをおすすめします。

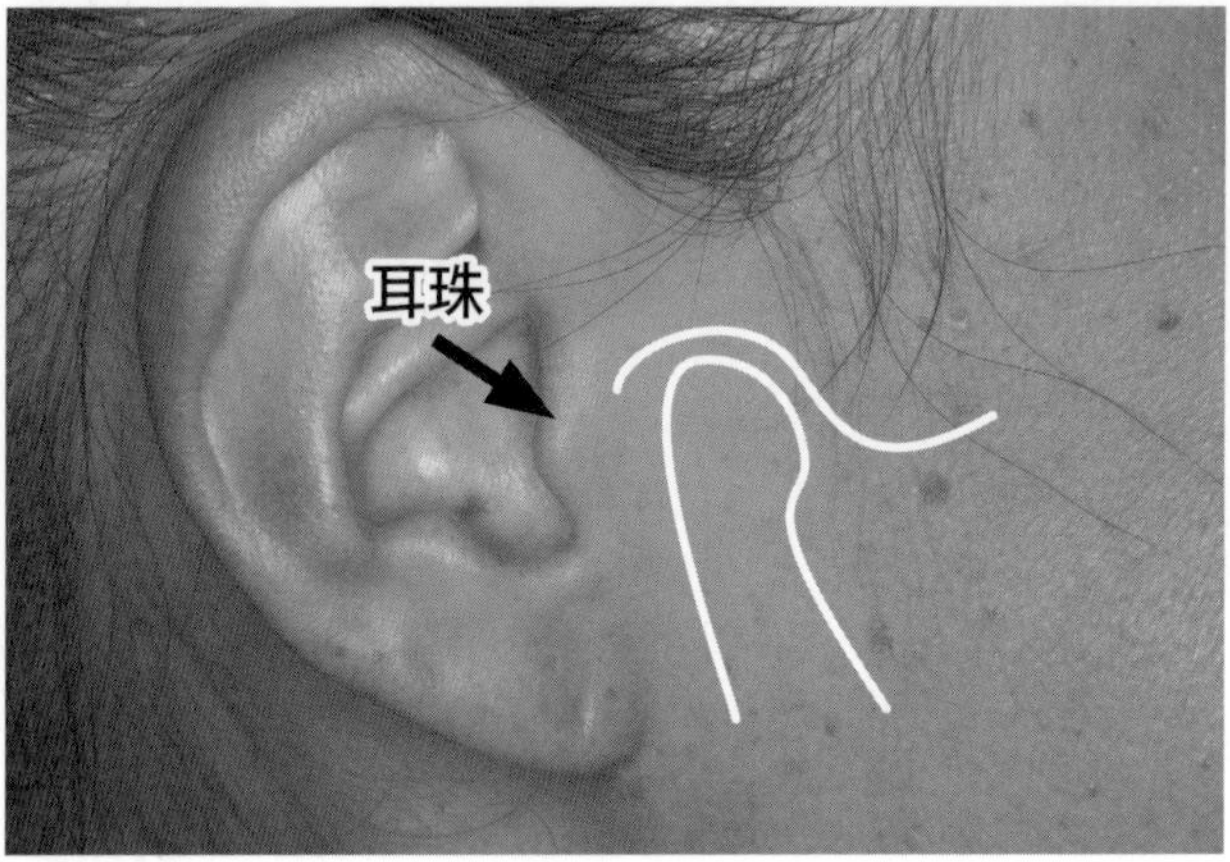

写真2　耳珠の前方の皮下に顎関節があります。

7 痛くはないが、口を大きく開けられない　―顎関節症なの⁇

見逃し厳禁な症状！

十分に口を開けられないことを「開口障害《かいこうしょうがい》」といいます。具体的には、上下の前歯の切端どうしの距離（開口量）が38～40㎜以上になるまで痛みもなくスムーズに開くことができれば、日常生活を送るには困りません。握り寿司も一口で美味しく（生魚嫌いの皆さんには何度もすみません）食べることができます。一方、開口量が30㎜未満だと、食事はともかく、奥歯の歯科治療が困難な状況となります。

「アゴがダルい、重い、痛い」といった症状を伴う開口障害は顎関節症による可能性が高いのですが、**「痛くはない（無痛性《むつうせい》）が、開口の途中で、それ以上はテコでも開かず（硬性《こうせい》開口障害）、スッキリと大きな口を開けることができない」**ということがあります。このような場合には、後述する咀嚼筋腱《そしゃくきんけん》・腱膜過形成症《けんまくかけいせいしょう》が強く疑われま

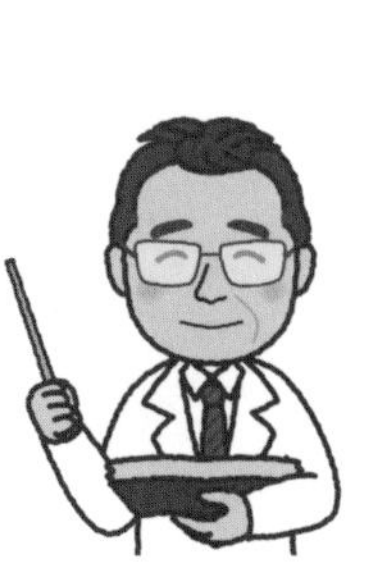

すが、**「がん」がひそんでいる可能性もあります**ので要注意です。

安全第一の対応が大切！

さらに、**「ある日突然、倦怠感などの体調不良とともに、急に無痛性で硬性の開口障害が現れ、急激に悪化する」というような場合**には注意が必要です。やがてろれつが回らなくなったり、物が飲み込めなくなり、あれよあれよという間に呼吸困難におちいって死に至ることもある**破傷風《はしょうふう》の可能性**がありますので、大急ぎで救急病院を受診しなければなりません。**けがをした記憶がなくてもです。**結果的に、病院で破傷風ではないと診断されれば取り越し苦労ですみますが、受診せずに「実は破傷風でした」という場合には数日で死に至ることがありますので、安全第一の対応が大切です。

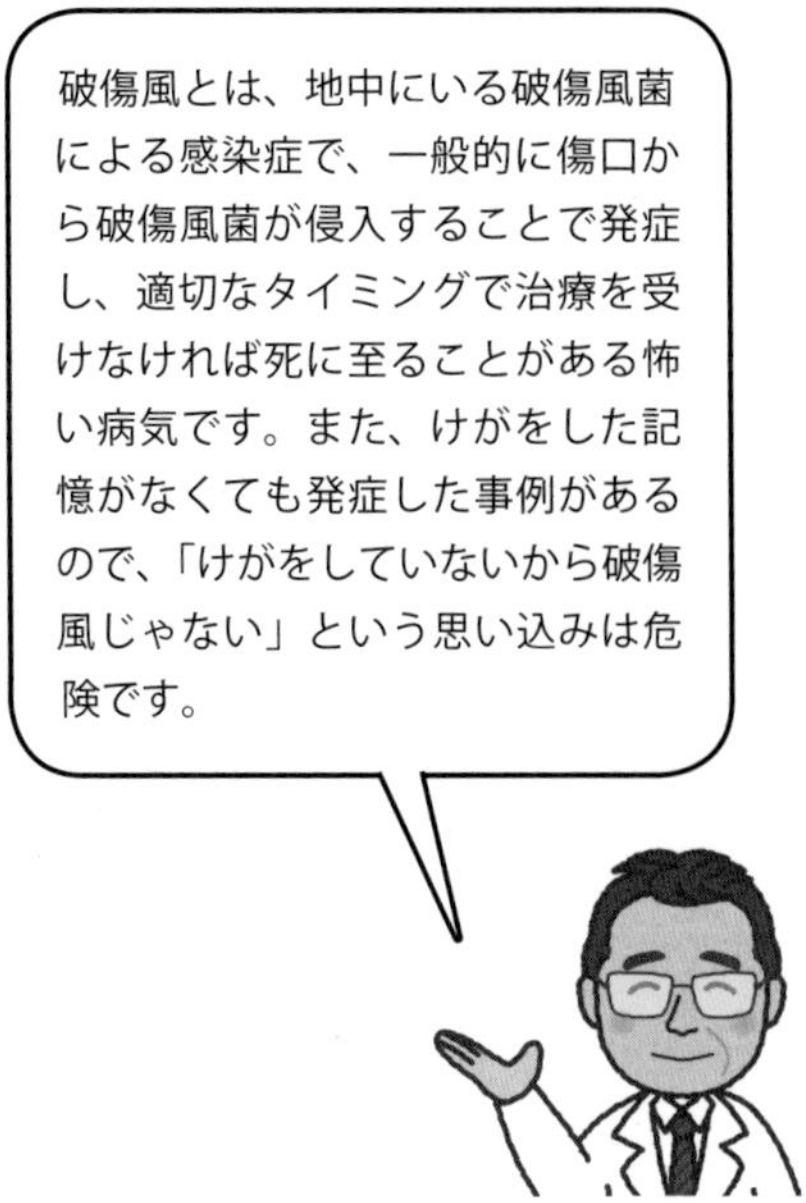
破傷風とは、地中にいる破傷風菌による感染症で、一般的に傷口から破傷風菌が侵入することで発症し、適切なタイミングで治療を受けなければ死に至ることがある怖い病気です。また、けがをした記憶がなくても発症した事例があるので、「けがをしていないから破傷風じゃない」という思い込みは危険です。

第 5 章

顎関節症の診断と治療の流れを知ろう！

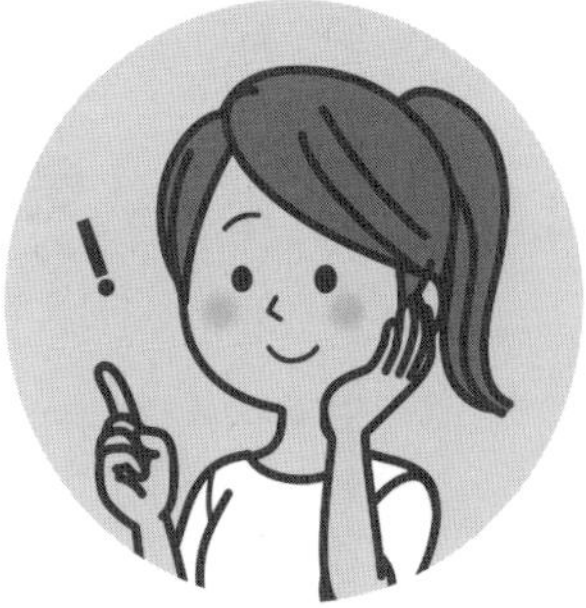

1 顎関節症の診断

❶ あらためて、顎関節症ってどんな病気？

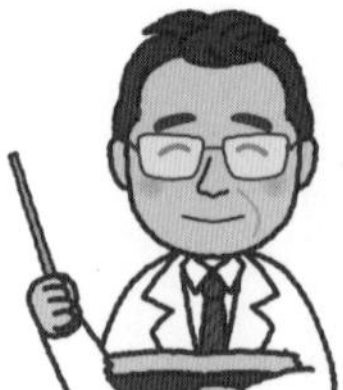

アゴの不調を訴える患者さんのほとんどが顎関節症で、歯科を受診する患者さんの約1割を占めるともいわれています。しかし、顎関節症かな？と思われる症状の背景には、全く別の疾患、ときに命にかかわる重大疾患がひそんでいることもあるので慎重に診断しなければなりません。

顎関節症とは、「①顎関節や咀嚼筋の痛み、②顎関節の雑音、③開口障害あるいは顎運動異常のうち、少なくとも一つ以上を有する状態」と定義されていますが、一般の読者の皆さんにとっては、何のことやらピンとこない文言だと思います。実際のところは、**「顎関節や咀嚼筋の痛みやダルさで、アゴを自由に動かせない病態」**と考えていただければよいと思います。

ところで、日本顎関節学会では、２０１３年に以下のように「顎関節症の病態分類」を定めています。これは、患者さんの症状や画像所見に基づいて、Ⅰ～Ⅳ型を組み合わせてそれぞれの患者さんの病態を表現するための分類で、場合によってはⅠ＋Ⅱ＋Ⅲ＋Ⅳ型ということもあります。

しかし、私の本音は、Ⅰ型は「咀嚼筋障害（咀嚼筋になんらかの症状〔アゴがダルい、重いなども含む〕を認める）」とするべきだと思っています。その背景には、これまで話をしてきたとおり「顎関節症の始まりは、咀嚼筋の使いすぎ（過活動）や疲労にある」という考え方があります。なお、この病態分類は顎関節症の臨床的な重症度を表すものではありません。

病態とは、「正常ではない病的な状態」のことを指しますが、ある疾患の成り立ちや発症のメカニズムを意味することもあります。

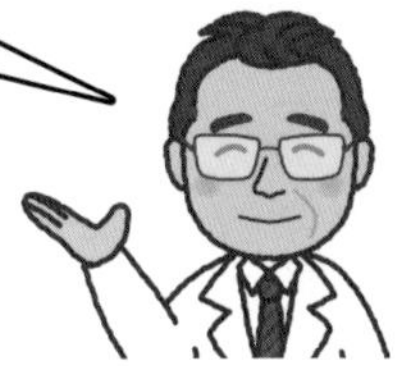

顎関節症の病態分類

Ⅰ型　咀嚼筋痛障害（咀嚼筋痛を認める）
Ⅱ型　顎関節痛障害（顎関節痛を認める）
Ⅲ型　関節円板障害（関節円板の転位・変形を認める）
Ⅳ型　変形性顎関節症（骨変化を認める）

❷ 問診と診察

問診はとにかく丁寧に

皆さんが診療所や病院を受診すると、まず担当医から事情聴取を受けますよね？この過程を、医療者側の業界用語では**「問診」**といいます。最近では、**「医療面接」**なんてきどった用語におき換わりつつありますが…。

さて、問診において私たちは、患者さん（ときにご家族など近親者）から、受診のきっかけとなった症状について、自覚してからの経過（**現病歴**《げんびょうれき》）を丁寧に聞き取ります。特に、他の疾患との鑑別診断における重要なポイントについては、手を変え、品を変えて「しつこく」聴取します。

次に、問診で得られた情報に基づいて、顎関節症あるいは鑑別を要する他の疾患を想定しながら患者さんを直接診察し、実際の症状や所見（**現症**《げんしょう》）を客観的に評価します。例えば「アゴの痛み」については、痛くなくどのくらい口が開けるのか？　痛みが発生する部位はどこか？　どのようなタイミングで痛みが出るのか？　痛みの質は？などについて診査します。また、アゴを動かしたときの雑音についても顎関節症の診断の一助となります。その他の症状についても客観的に評価したうえで、「顎関節症の定義」に矛盾せず、他の疾患の可能性が低いとなれば、顎関節症を第一候補と考えて画像検査を行います。なお、他の疾患が疑われる場合には、画像検査に加えて血液検査などを行うこともあります。

❸ 画像検査

顎関節症ではどんな検査をするの？

顎関節疾患を疑う場合には、歯科医院で定番の**パノラマX線写真と顎関節4分画パノラマX線写真（写真3）**を撮影します。これらの画像では、顎関節の骨の変化について評価します。もし骨変化がみられれば、便宜上Ⅳ型ということになります。しかし、これらの画像からは、骨以外の情報は読み取れず、骨に関しても立体的な構造を二次元の画像に落とし込んだものなので、完全に把握できるわけではありません。そこで、必要に応じてMRI（Magnetic Resonance Imaging）検査やCT（Computer Tomography）検査を追加することになります。どちらも、立体的な構造物を縦、横、ななめ、好きな断面をコマ送りしながら詳細に観察することができますが、**顎関節症が疑われる場合には、一般的にMRI検査が優先されます。**

MRI検査では、パノラマX線やCT検査ではわからない関節円板の変形や位置の異常や、関節に水がたまっていないかなどに注目します（**写真４**）。また、骨や骨髄内の異常所見の有無についても観察します。しかし、**骨の形態学的な異常所見の把握には、ＣＴ検査のほうが役に立ちます。**特に、変形性顎関節症（Ⅳ型）で手術を検討するようなレベルでは、骨の表面にできたギザギザや骨棘《こっきょく》（骨の表面にできたトゲのような突起）の位置や形態を詳細に把握する必要があり、それにはＣＴ検査が必須です（**写真５**）。

また、ＭＲＩやＣＴ検査は、パノラマＸ線写真では捉えられない異常所見を描き出すことができるので、顎関節症以外の疾患が疑われる場合にはちゅうちょせずに実施すべきです。結果的に、必要のない検査だったということになるかもしれませんが、**検査をちゅうちょしている間に、「がん」などの重大疾患が進行してしまっては取り返しがつきません。**

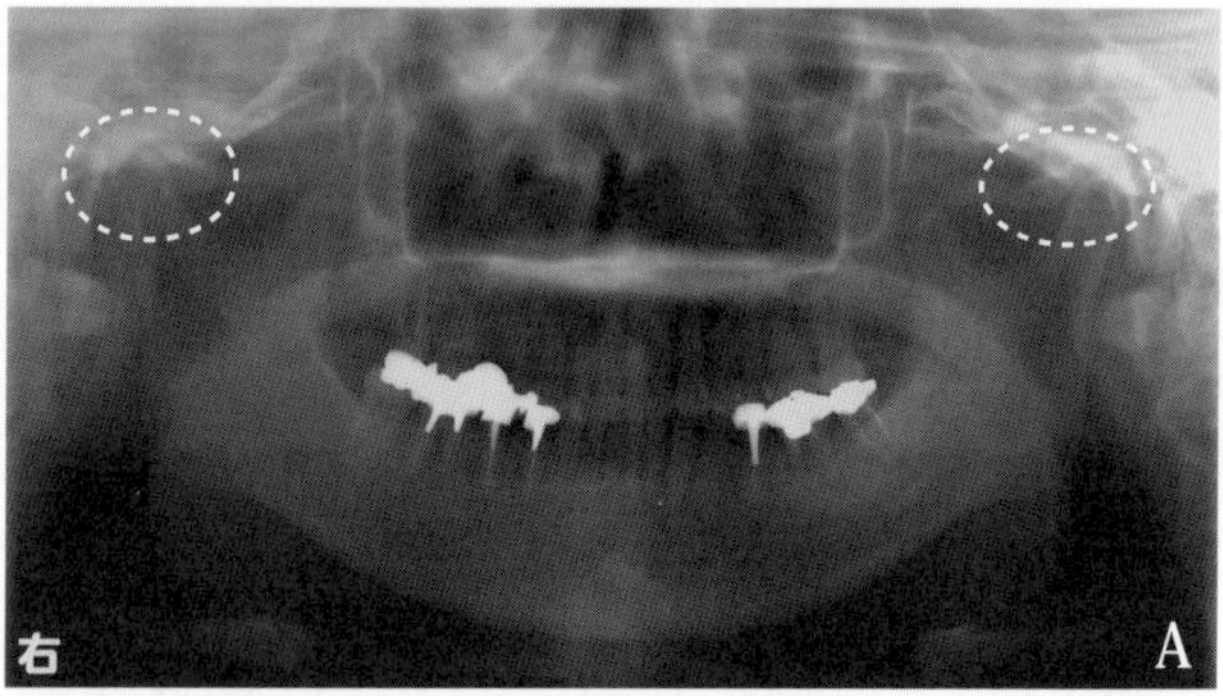

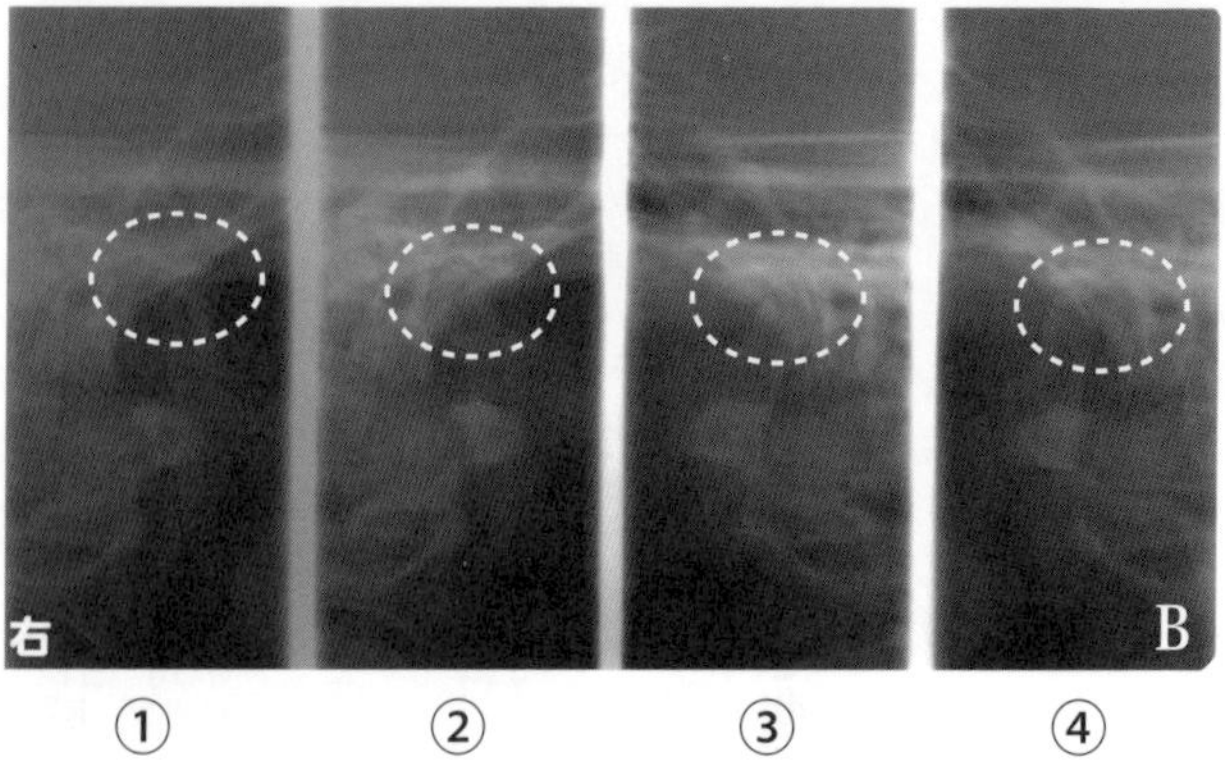

写真3　歯科医院でよく見るパノラマX線写真（A）で、点線白丸部分に顎関節が写っています。同じ装置で撮影する顎関節4分画パノラマX線写真（B）では、閉口時（②、③の2枚）と開口時（①、④の2枚）の下顎頭の位置がわかります。

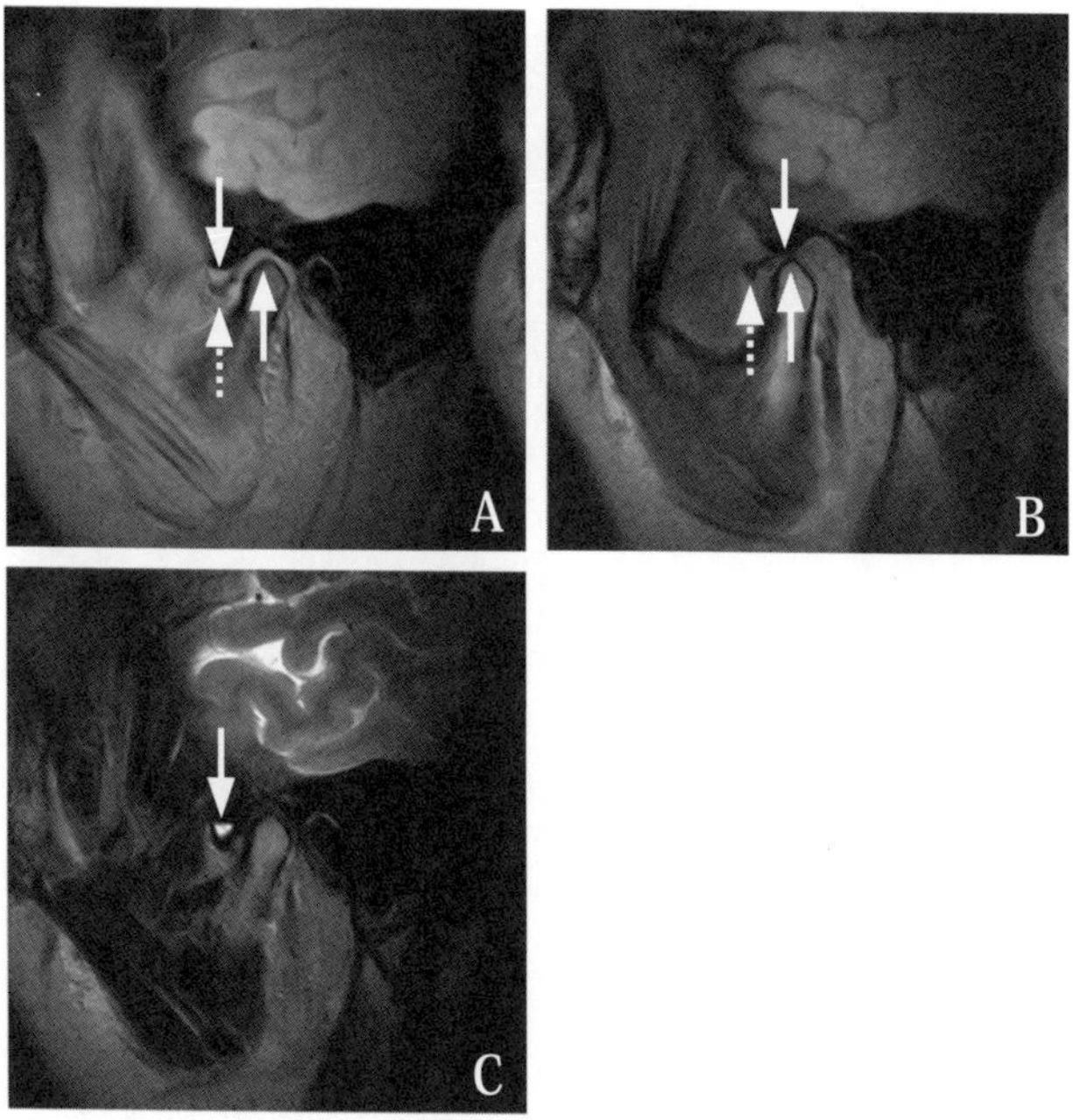

写真4　写真3と同じ患者さんのMR画像です。閉口時T1強調画像（A）では、変形・前方転位した関節円板（点線矢印）が確認できます。開口時T1強調画像（B）では、関節隆起最下点（下向き矢印）付近まで前方移動した下顎頭（上向き矢印）が、関節円板をさらに前方に押し込み、変形も顕著になっているのがわかります。T2強調画像（C）では、上関節腔内に水（矢印の先端にある白い部分）が溜まっていることがわかります。

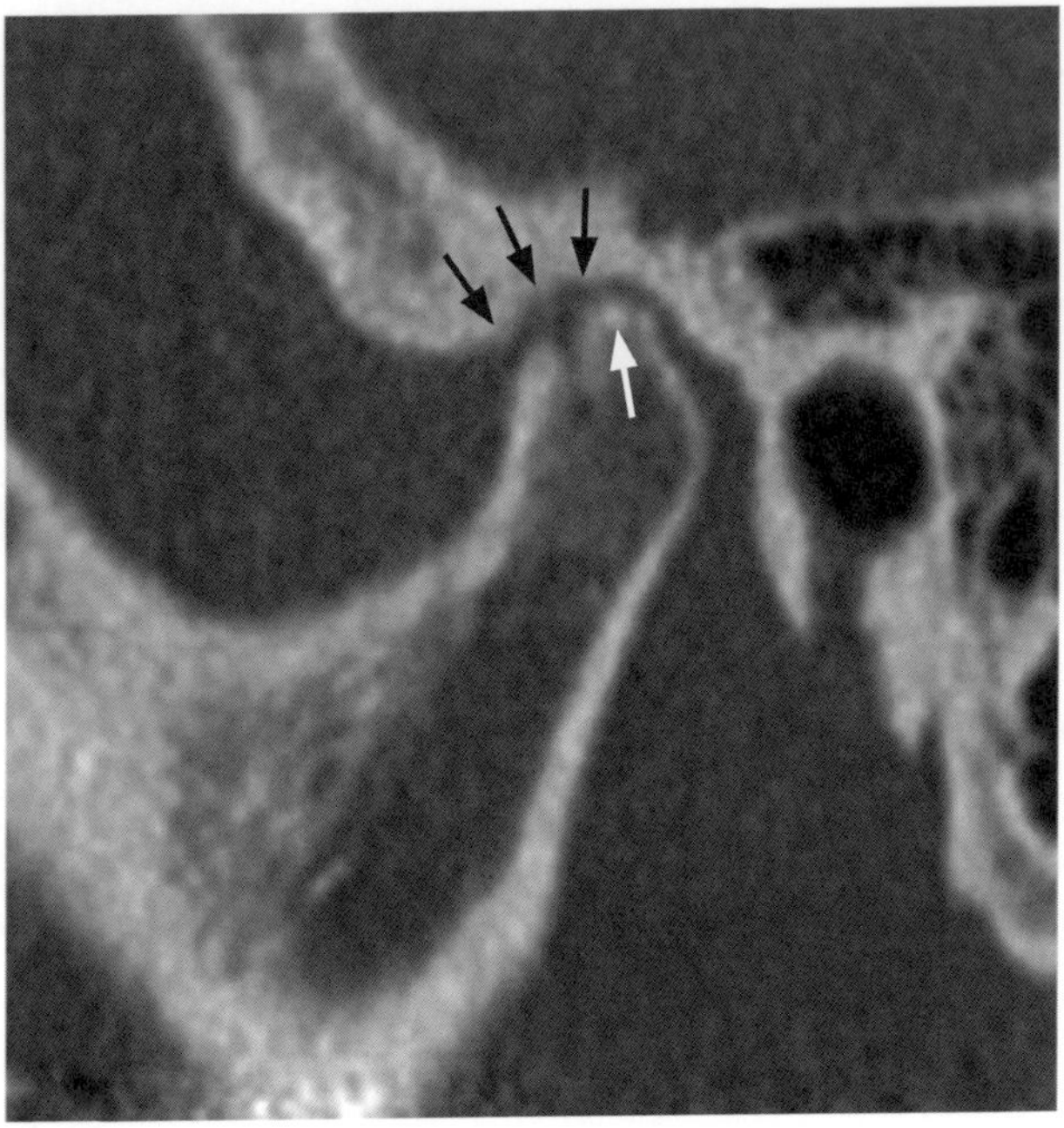

写真5　写真3、4と同じ患者さんのCT画像で、下顎窩から関節隆起の後斜面にかけて骨の表面が凸凹（黒矢印）しています。また、下顎頭の頂上にも、前方・回転運動の邪魔になりそうな出っ張り（白矢印）が見られます。

❹ 鑑別診断

「やぶ患者度」に注意！

顎関節症以外の疾患の診断・治療にも慣れている口腔外科ベースの顎関節症専門医にとっては、初診の段階で顎関節症かどうかを診断することはさほど困難ではなく、多くの場合、早々にＭＲＩやＣＴ検査を実施し、確定診断に至ります。一方、口腔外科ベースの顎関節症専門医であっても、正直なところ、ときに判断を誤ることがあり、他の疾患なのに顎関節症と思い込んだまま、ＭＲＩやＣＴ検査を行わずに治療を進めてしまったという事例もあります。しかし、そのような場合には、想定どおりの治療効果が得られないことが多いので、**通常は、治療開始後1～3カ月で、「あれ、おかしいな？　もしかして顎関節症じゃないのかも？」と考え、病院の歯科・口腔外科を紹介したり、MRIやCT検査をオーダーすることになります。**

もっとも、顎関節症の診断にまちがいはなくても、患者さん自身の日常生活上のストレスの問題やセルフコントロール（アゴの脱力、咀嚼筋の指圧・マッサージ、ストレッチ）の習熟度、あるいは「やぶ患者度（第2章16～20ページ参照）」などによって、期待どおりの治療効果がみられないこともありますので、**「治療開始後3カ月が経過しても効果が得られない場合」には、担当医の見解を確認してみることをおすすめします。**

2 治療のステップ①
——顎関節症に対する基本治療

❶ 日常生活上の注意やアドバイス

咀嚼筋をいたわろう

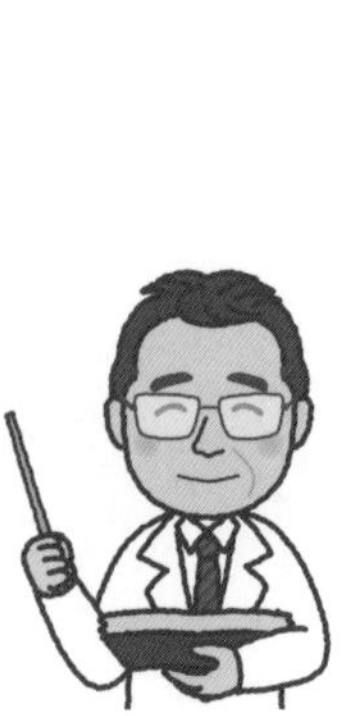

顎関節症の始まりは、咬筋や側頭筋など**咀嚼筋の使いすぎ（過活動）にありますので、治療の第一歩は、咀嚼筋のリラクゼーション**になります。つまり、普段から咀嚼筋に余計な負担をかけないように心がけることが重要です。しかしながら問題なのは、**「咀嚼筋に余計な負担がかかる」意外な行為**があまり認識されていないことです。

例えば、ガムを噛み続ける、毎日のようにスルメをかじる、頬づえをつく、カラオケでキーの高い曲を頑張って歌う…などが、その行為として思い浮かびます。患者さんに思い当たるフシがあるときには、できるだけ意識して回避するようにアドバイスしますが、他にも、われわれ専門家も気づいていない、なにげないことが咀嚼筋の負担になっていることが多々あると思われます。ですので、正直なところ、本書において、すべての皆さんに的確で有効な日常生活上のアドバイスを提供することは難しいといわざるをえません。

ストレス抱えていませんか？

また、無意識にやってしまうＴＣＨや就寝中のブラキシズムが諸悪の根源の一つで

あることは前述のとおりですが、これらの背景には、やはり身体的・精神的なストレスがひそんでいる可能性が高いと思われます。そう、**「過度な緊張」や「怒りの感情」をまねくような環境**ですね。

私は、そのような環境で生活している患者さんの話に耳を傾け、人生相談に乗る？（もちろん時間が許す範囲で）とともに、「どうしようもないこと」には、必要以上に悩まない。「そんなことで悩んで、顎関節症を発症したり、体調を崩してしまうのはアホらしい」と自己暗示をかけてやり過ごす。あるいは、可能であれば、そんな環境からはさっさと脱出したほうがよい、などのアドバイスをします。少数ながら、「考え方を変えたら楽になりました」とおっしゃる患者さん、本当に転職して全快した患者さんや、ストレスの根源になっている人との接触を避けることで軽快した患者さんも確かにおられます。しかし、多くの患者さんの本音は「そんなことをできるくらいなら苦労しまへんわ〜」だと思います。それは当然のことで、私も同感です。

以上のように、**日常生活において、意識的に注意することで咀嚼筋の過活動を完璧に予防することは難しい（私にもできません…）**ので、現状では、運悪く顎関節症の症状が出てしまったら、これまで述べてきた内容をご理解いただいたうえで、以下に述べる治療に対して正しい姿勢で取り組むことが重要です。

COLUMN
4

考え方を変えて“脱ストレス”!!

息子さん（自宅から通学する大学生）の夜遊び？に悩む顎関節症のお母さんがおられました。顎関節症が治らないとのことで私の外来を訪れた患者さんでしたが、3回目の診察のときに、大学に入学して半年のご長男の夜遊びに悩まされていることが発覚しました。聞いてみると、毎日のように夜10時、11時のご帰宅とのことでした。学生時代は親元を離れて青春を（ある程度）謳歌《おうか》していた私にとっては、「えっ、そんなの大学1年生の男子としては普通じゃん」という感覚でした。そこで、かなり無責任に「息子さんはきわめて健全な学生で心配ご無用。毎日、自宅に帰って来るのだから、放っておいても大丈夫ですよ。それより、毎日毎日、定刻に帰宅するほうがよっぽど心配ですよ。どうしても心配なら、息子さんのことを信用している旨《むね》を明確に伝え、くれぐれも健康と不慮の事故にだけは注意するよう、1回だけキッチリとくぎを刺されてはいかがですか」と、私の学生時代のエピソードも交えてお話しさせていただきました。すると次の受診日には、スッキリしたお顔で現れ、めでたく顎関節症からは開放されていました。「考え方を変えて」成功した1例です。

❷ 自分でできるアゴ（咀嚼筋）の脱力

実は重要なアゴの脱力

日常生活のなかで、**「意識してアゴ（咀嚼筋）の力を抜く」**なんてことはしないと思いますが、顎関節症の治療においては**最も重要なタスク**となります。しかし、どうすれば咀嚼筋の力が抜けるのでしょうか？ 実は、咀嚼筋の脱力は簡単に実践することができ、脱力できているかどうかも簡単に確認できます。

具体的には、以下の手順で脱力します（**写真6〜8**）。

① ヘッドレストの付いているイスに腰をかけ、頭をヘッドレストに預けます。少しリクライニングしておいたほうが効果的です。なお、イスにヘッドレストがなくても、座りながら後頭部を壁に預けたり、イスがなくても立ったまま壁にもたれながら後頭部を壁に預けるだけでも大丈夫です。

② 両手を肘かけからはずして脱力します。立っている場合は、両腕をだらりと下げます（**写真6**）。

③ 深呼吸しながら肩と首の力を抜いて身も心もリラックスします（**写真7**）。

④ **なぜだか自然に、上下の歯の間にすき間が空いていることに気づきます。**少し口が開いてしまうかもしれませんが、このような状態になればＯＫです（**写真8**）。

このときにできる上下の歯のすき間を「安静空隙《あんせいくうげき》」と呼び、咀嚼筋が脱力できてリラックスしている証拠になります。咀嚼筋の症状がひどすぎて（同時に肩、背中～腰にかけてのコリもひどいことが多い）上手に脱力できず、最初は安静空隙を体感できない患者さんもおられますが、咀嚼筋の指圧・マッサージを実践していくうちに体感できるようになってきますので焦ることはありません。また、顎関節症の患者さんのほとんどは、もともとＴＣＨをもつブラキサーなので、一度脱力しても、気がつくとすぐに噛みしめてしまいます。でも、落ち込む必要はありません。私も同じです。それよりも噛みしめや食いしばりに気づくことが重要で、噛みしめ・食いしばりに気づいたら、また脱力すればよいのです。

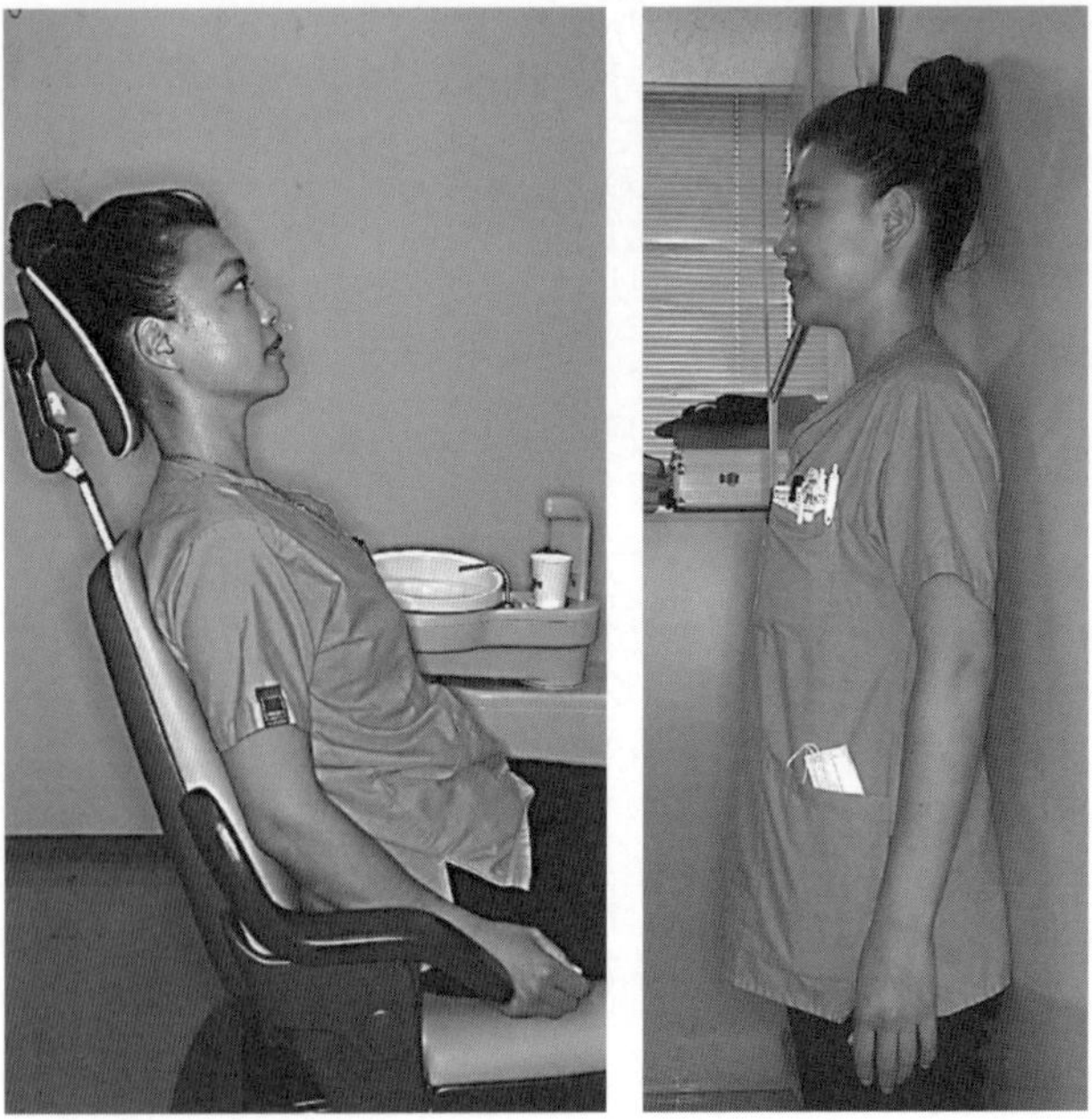

写真6 モデルの女性（当科の歯科衛生士さんです）はブラキサーで、顎関節症予備軍の一員です。イスのヘッドレストあるいは壁に後頭部をあずけ、肩と首の力を抜いてリラックスしたところです。

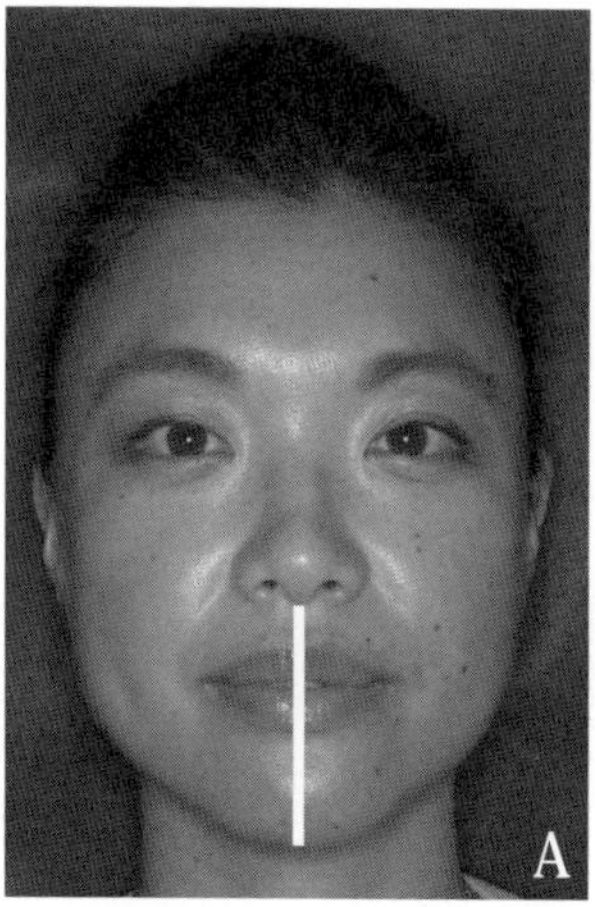

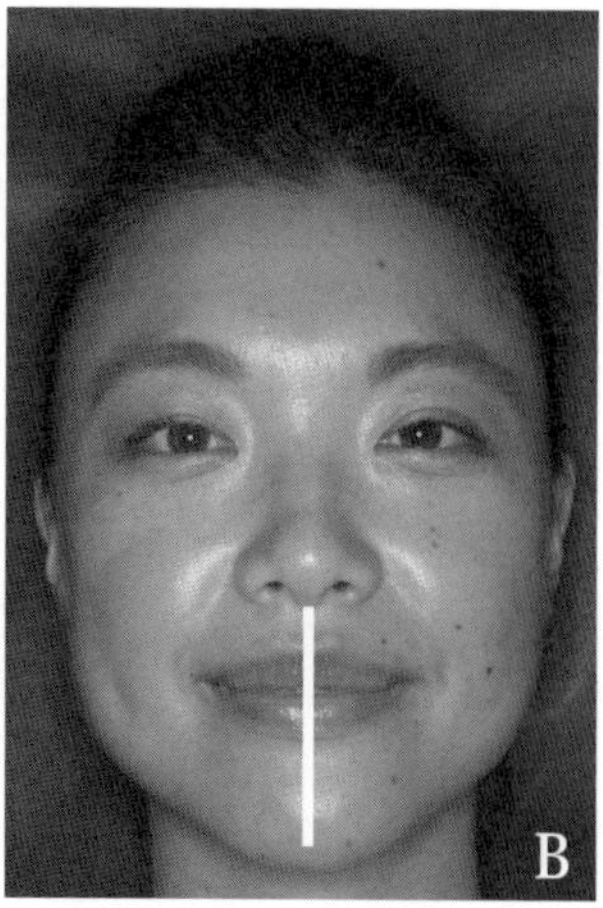

写真7　Aは、後頭部をヘッドレスト／壁にあずけたところです。Bは、アゴのことは意識せずに、深呼吸しながら肩と首の力を抜いたところです（B)。顎（咀嚼筋）の力が抜けてちゃんとリラックスできると、目が半開きで柔和な顔つきになります（B)。このとき、上下の歯の間にすき間ができるので、鼻の下からアゴの先端までが少し長くなります（B)。白線の長さはA、Bとも同じ長さです。

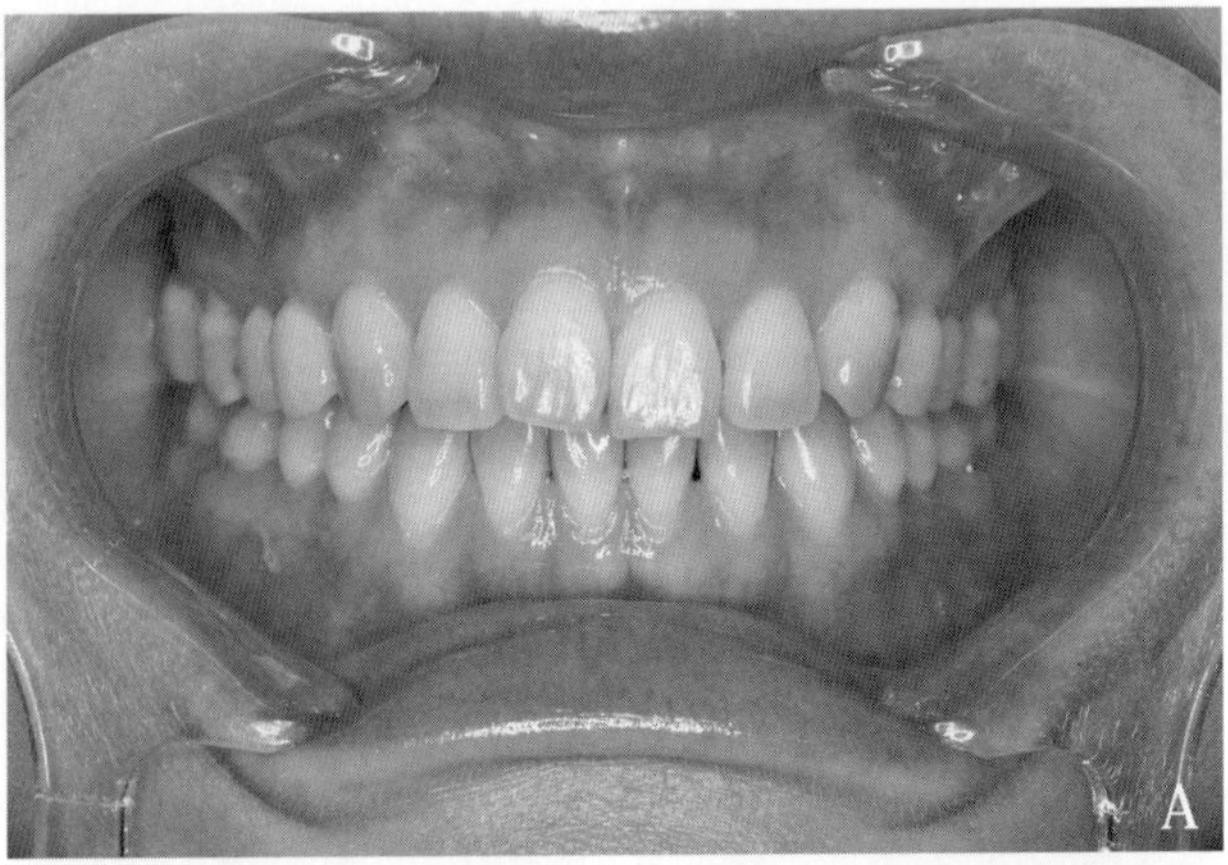

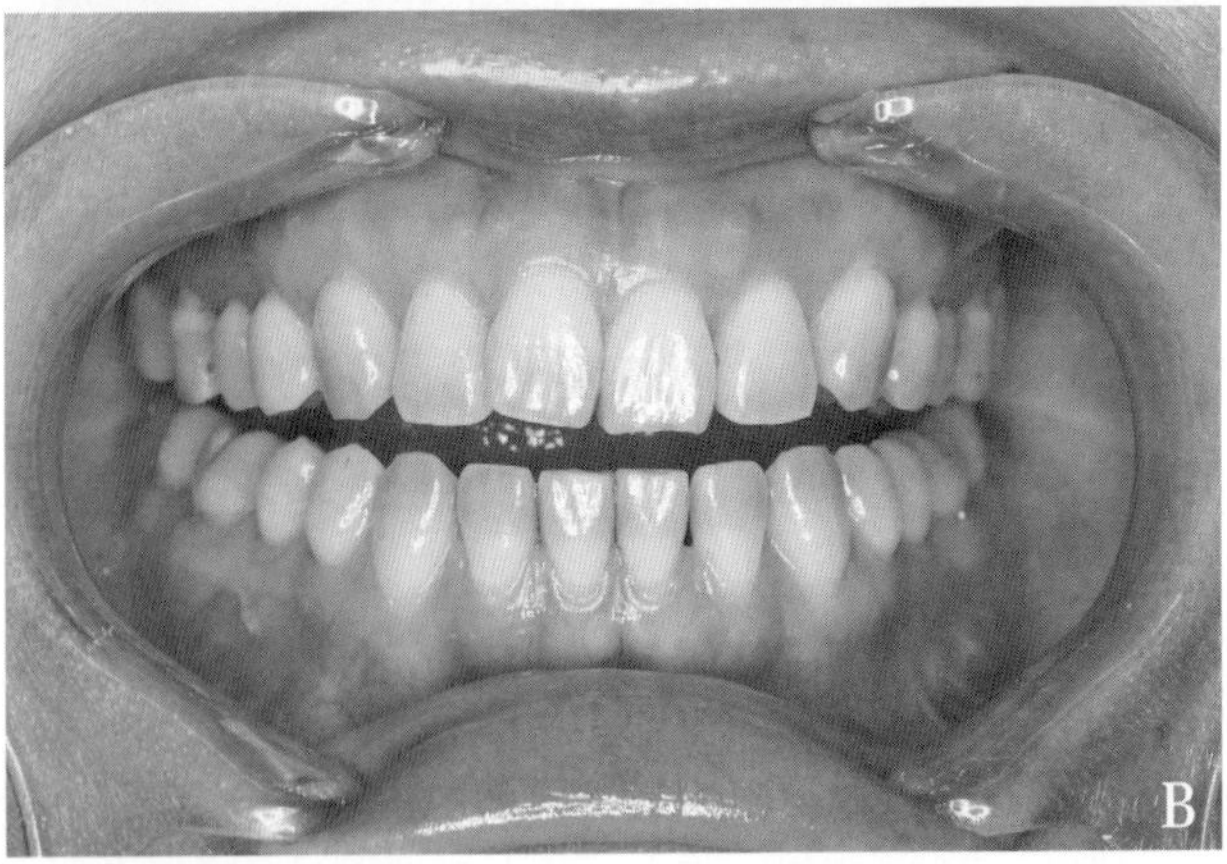

写真8　咀嚼筋の脱力がうまくできると、上下の歯が噛み合った状態（A）から、下顎が勝手に少し下方に動き、上下の歯の間にすき間（安静空隙）ができます（B）。

覚えておいてほしいアドバイス

ここで、きわめて大切なアドバイスです。

「食いしばったり、上下の歯が噛み合っているとよくないのだから、噛まないようにしよう！　少し口を開けておくように気をつけよう！」と思いがちですが、これは、絶対にやってはいけません。スーパーNGです。 なぜなら、「噛まないようにしよう！　少し口を開けておこう！」という司令が脳から出ると、口を開けるときに力を出す筋肉（開口筋）と口を閉じるときに力を出す筋肉（閉口筋）が、お互いに力を出し合って下顎の動きを微調整し、少し口が開いて上下の歯が噛まない位置をキープしようとしてしまいます。この状態、咀嚼筋がリラックスしていると思いますか？

筋肉は、細かい微調整を強いられると想像以上に疲労しますので、下手をすると逆効果になってしまいます。**重要なこ**

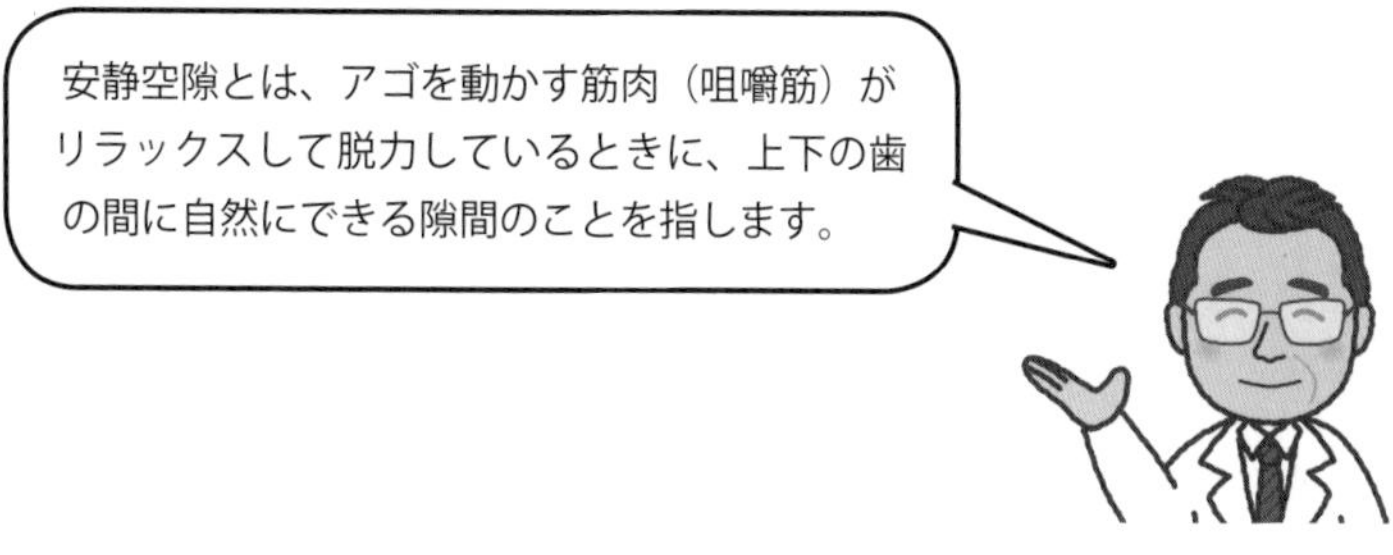
安静空隙とは、アゴを動かす筋肉（咀嚼筋）がリラックスして脱力しているときに、上下の歯の間に自然にできる隙間のことを指します。

とは咀嚼筋の脱力で、噛まないように頑張ることではありません！

また、咀嚼筋の脱力に慣れてくると、わざわざヘッドレストや壁などに頭を預けなくてもうまく脱力できるようになってきます。ちなみに私は、難しい手術の途中でも、全集中しなければならない局面をクリアしたタイミングで、ひそかに「咀嚼筋の脱力」を実践しています。コロナ禍じゃなくても手術中はマスクをしているので、ただでさえ面長な顔が、さらに間延びした間抜け面になっていてもバレないので安心です。

❸ 自分でできる咀嚼筋の指圧・マッサージ

マッサージをルーティーンにしよう

次に重要なタスクは**咀嚼筋の指圧・マッサージ**です。マッサージの目的は、疲労した筋肉の「コリがたまったところ（いわゆる肩こりのツボに相当）」を押したり、揉んだりして血行を促すことで筋症状の改善を図ることにあります。**マッサージは、習**

慣化して継続することが重要ですが、ある程度の即効性もあります。私の外来でも、筋症状のひどい患者さんの咬筋《こうきん》や側頭筋《そくとうきん》を1～2分マッサージしてあげるだけで、開口がスムーズになり、開口量も増加することが多々あります。

なお、ここでいう「**ツボ**」は、正確には東洋医学的なツボではなく、筋肉がこわばって硬くなり、押したり、揉んだりすると痛んだり、痛・気持ちいいと感じる部位のことを指します。

ところで、咀嚼筋のなかでも、筋痛などの症状が現れやすく、**実際に指圧・マッサージの対象となるのは、主に咬筋と側頭筋**です。また、咬筋と側頭筋は、それぞれ下顎《かがく》骨《こつ》あるいは側頭骨《そくとうこつ》が裏打ちとなっており（26ページ **図1－1**参照）、簡単に指圧・マッサージすることができます。ですので、読者の皆さんもセルフサービスで実践することが可能で、私が担当する顎関節症の患者さんには、原則として**咀嚼筋の脱力（安静空隙の体感）とセット**で、歯磨きと同じように習慣として生活のなかに組み込んでもらうようにしています。

必見！マッサージの仕方

以下、咬筋と側頭筋を対象としたマッサージの手順について説明します。

①まずは、**楽な体勢をとり、両手の人差し指あるいは親指の指先で、左右同時に「咬筋と側頭筋のツボ」（指先で押し込むと心地よい、痛・気持ちいい、あるいは痛いと感じるところ）を探します（写真9、図5）**。通常、数箇所のツボを探知できますが、「コリ」がひどい場合には、感覚が鈍くなっていることがあります。そのときには、心地よさや痛みは感じなくてもこわばって硬くなっている部分を「ツボ」と認定します。このような「感覚の鈍いツボ」でも、マッサージを続けているうちに痛・気持ちよさを感じるようになってきます。

なお、指先の力に自信がない場合は、ゲンコツをつくったときの人差し指第二関節の出っ張りを代用してください。また、左右同時にツボを探すのは、片側ずつだと、押し込む力に抵抗して反対側の首や背中など体幹の筋肉が頑張らなければならず、筋疲労につながってしまうからです。

②**ツボ**がみつかったら、そのまま左右同時に**痛・気持ちよく感じる程度の強さで**

前後方向に小さなストロークでゆっくり（おおよそ1秒で1往復）同部を揉みほぐすように指圧・マッサージします（図5）。前後のストロークを早くしすぎると、筋肉中の血流が止まったままの酸欠状態になりますので要注意です。また、強い痛みを我慢しながらのマッサージや一カ所に集中してマッサージしすぎるのもおすすめできません。**痛・気持ちいい強さで、一カ所につき10〜20往復前後が目安**でしょうか。いずれにしても、あとあと尾を引くような痛みが残るマッサージはやりすぎで、筋肉の損傷をまねく可能性もあります。一方、痛くもかゆくもないゆるゆるマッサージは、お肌にはよいのかも知れませんが、筋肉にとってはほとんど効果はありません。

③

咬筋と側頭筋のツボは、個人差はありますがそれぞれ3〜4カ所くらいだと思いますので、両方のマッサージに要する時間は2〜3分程度です。これを起床時、毎食後、入浴時を基本として**1日4〜5セットを目標**にします。それ以外にも、**「緊張して食いしばっちゃった〜」というようなことがありましたら、都度、咀嚼筋の脱力と指圧・マッサージをおすすめします。**しかし、このようなエキストラのときには、そんなに時間をかけなくても、リラックスして脱力したうえで、少し揉みほぐしてあげる程度でよいと思います。

さて、咬筋と側頭筋の指圧・マッサージについて述べてきましたが、ときに咬筋、側頭筋以外の内側翼突筋《ないそくよくとつきん》や顎二腹筋《がくにふくきん》などにも筋痛が生じることがあります。しかし、これらの筋肉に対する指圧・マッサージの方法を紙面で的確にお伝えすることはきわめて難しいので、咬筋、側頭筋以外の「筋痛」については、本当に筋痛なのかどうかの判断もあわせて、直接専門医の指示をあおいでください。

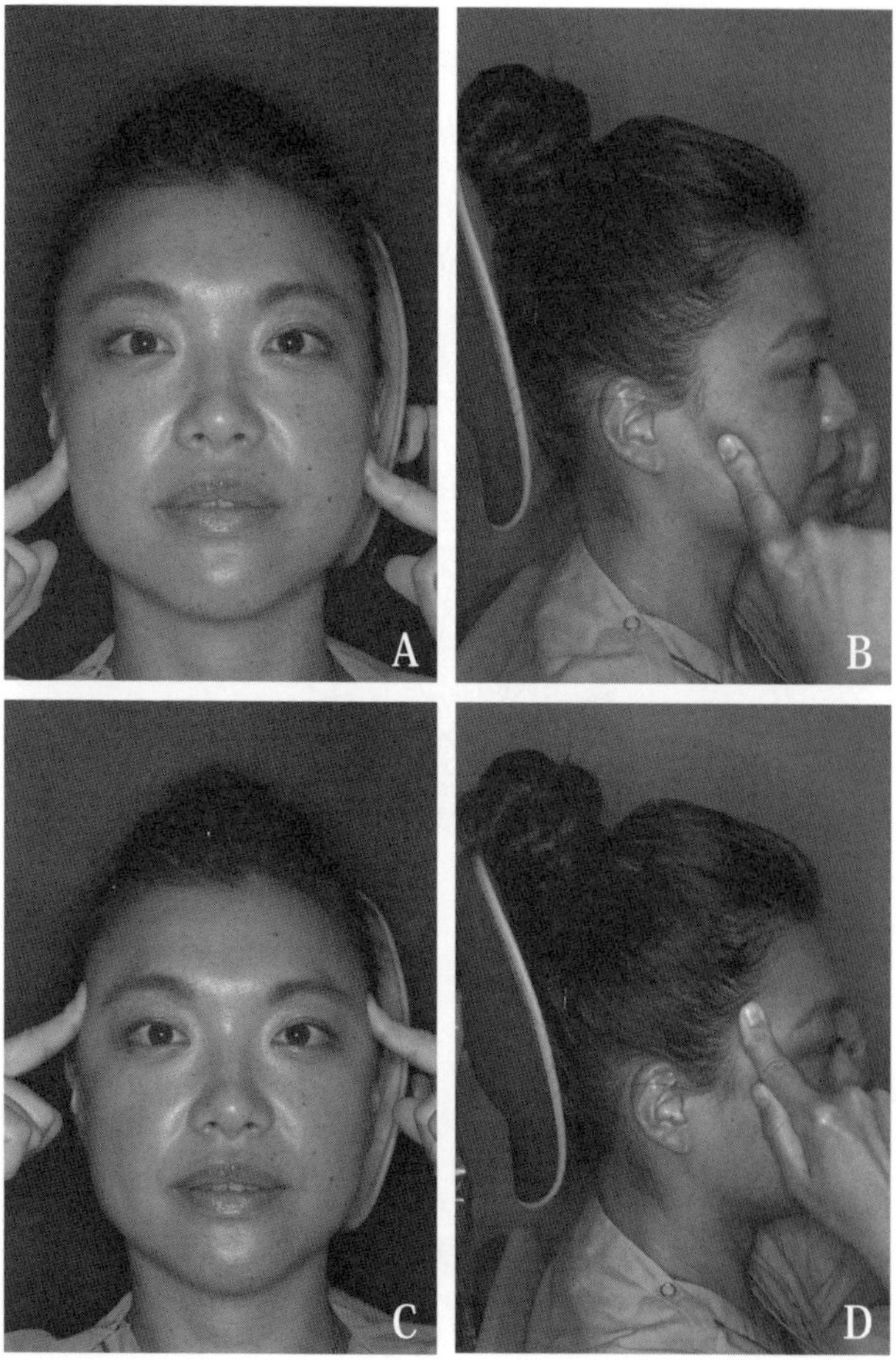

写真9　咬筋（A、B）と側頭筋（C、D）の「ツボ」を探しているところです。筋肉は、皮下の深いところにあるので、「それなりに」強く押し込みます。モデルの指先に注目すると、「それなりの」力で押していることがわかります。

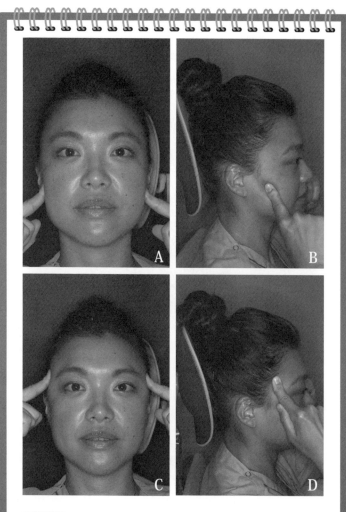

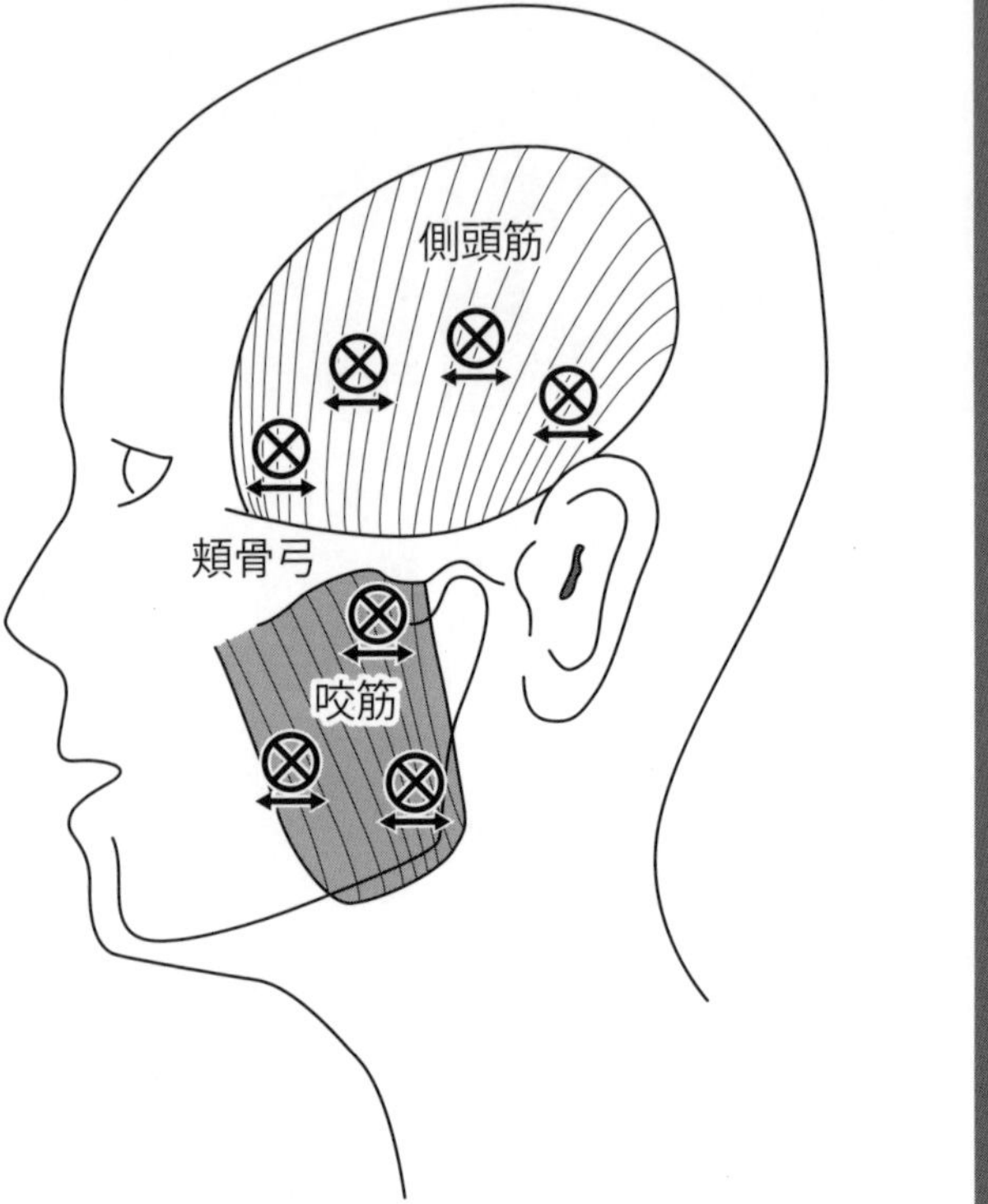

⊗ 代表的な"ツボ"

↔ 前後に1cm未満の小さなストロークで指圧・マッサージ

図5 側頭筋と咬筋の"ツボ"と指圧・マッサージのイメージ

COLUMN 5

指圧・マッサージのやり方が悪いとシミになる!?

咬筋・側頭筋のマッサージは指圧の要領で、「ツボ」を押し込みながら小さなストロークで行うことが重要です。ところで、マッサージによって肌の表面を摩擦するような力がはたらくと、シミの原因になるとのこと（女性教室員からの受け売りですが…）なので、特に気になる女性の皆さんはご注意ください。マッサージクリームなどを使うとよいのかもしれませんが、大切なことは「ゆっくり、小さなストローク」でコリを揉みほぐすように指圧・マッサージを行うことです。ハイスピードで大きなストロークのマッサージをしている間は、お肌をこすると同時に、皮下の血流が遮断《しゃだん》されることにもなります。その結果、お肌への血行が悪くなり、トラブル発生の一因になるのかもしれません。

❹自分でできる顎運動練習と咀嚼筋のストレッチ

咀嚼筋ストレッチをやってみよう！

皆さんご存知のように、筋肉の疲労回復や柔軟性の向上には筋肉のストレッチが有効です。アスリートが練習や試合の前後に入念なストレッチを実践しているのは周知の事実で、読者の皆さんも、運動の前後には同じようにストレッチをしていると思います。これは、咀嚼筋にも当てはまります。

ですから、筋痛などの筋症状を主体とする顎関節症の場合には、咀嚼筋（主に咬筋と側頭筋）の指圧・マッサージの後にストレッチを取り入れるべきです。しかし、ストレッチ後に痛みが尾を引くようなストレッチはやりすぎです。私は、運動前後のストレッチと同じように**「痛・気持ちいいストレッチ」**を心がけるようにアドバイスしています。

一方、筋痛ではなく、顎関節が痛くて十分に開口できない患者さん（アゴの脱力やマッサージによって筋痛は消退したが、顎関節痛が残存している患者さんも含む）には、**顎関節にあまり強い痛みを感じない範囲での顎運動（開口、側方、前方運動）練習**を指示します。これは、滑液《かつえき》に含まれる栄養分を関節表面の軟骨に浸透させるための重要なタスクです。痛いからといって、アゴを全く動かさないでいると、血液からの栄養補給を期待できない関節軟骨は栄養失調となり、やがてボロボロになって骨の変形へと進行します。

しかし、顎関節に強い痛みを感じながらの顎運動練習やストレッチは基本的にＮＧだと考えています。賛否両論ありますが、私は、強い痛みを我慢しながらのストレッチは、ぶつけて赤く腫れているところを突っつくようなものだと思っています。つまり、「**顎関節痛は、それ以上動かさないでくれ～**」という悲痛なサインだと考えています。

あなたにもできる！　簡単ストレッチ

ところで、**顎運動練習や咀嚼筋のストレッチのやり方**ですが、これはいたって簡単です。基本的に顎運動練習は、アゴをゆっくりと、できるだけ大きく前方、左右に動かした後に大きく開口するだけです（**写真10**）。咀嚼筋の脱力とマッサージの後、各運動を4～5回ずつ行います。各運動とも**「痛・気持ちいいストレッチ」**を意識することが重要です。しかし、前方や側方運動では、痛・気持ちいい感覚が得られないこともありますので、十分動いていれば（左右前方に5～6㎜以上）ＯＫです。なお、精いっぱい口を開けて痛・気持ちよさを体感している時間は、1回あたり2～3秒でＯＫです。

さて、ここまで述べてきた自分でできる**咀嚼筋の脱力、指圧・マッサージ、ストレッチ（顎運動練習）の3点セット**は、**顎関節症の治療の根幹**となる重要なタスクです。また、顎関節症による痛みが消退した後も、**症状の再燃予防のために継続する**ことをおすすめします。

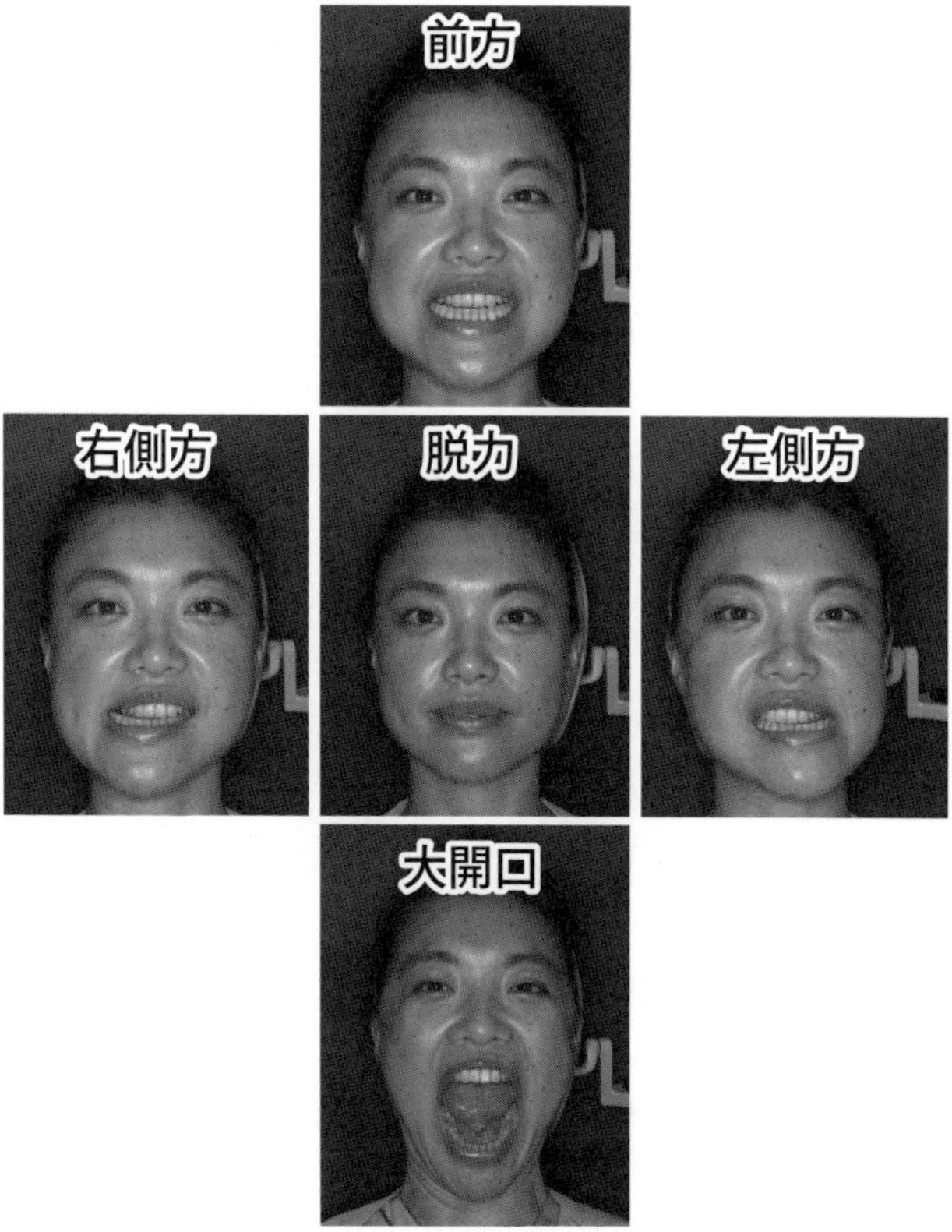

写真10　アゴの力が抜けた状態（真ん中）から、前方運動、左・右側方運動、大開口を行うことで、咀嚼筋と顎関節周囲の組織をストレッチしているところです。

COLUMN
6

“噛みすぎ”注意!!

自分でできる顎関節症の改善策として、「顎関節症に効く食べ物や飲み物ってありますか？」と聞かれることがあります。しかし、残念ながら答えはNOです。一方、本文でも触れましたが、ガム、グミ、スルメなど歯ごたえのあるものを噛み続けることは、咀嚼筋の疲労を助長《じょちょう》しますのでご法度です。ガムは、味がなくなったら捨てましょう。また、「よく噛まないと脳が老化する」などの情報を優先し、四六時中《しろくじちゅう》ガムを噛んでいたらアゴが痛くなったという患者さんもおられました。何事も、過ぎたるは及ばざるがごとし…ですね。

逆に、咀嚼筋に負担をかけないようにと、何でもかんでも柔らかく調理し「歯ごたえのあるものは意識的に食べない」というのも考えものです。私は、朝、昼、晩ごはんには、特に制限を設けず食べたいものを美味しくいただき、間食やお酒のおつまみには、少し気をつけるようにアドバイスしています。

❺ 就寝中に使うマウスピース

マウスピースを使うときも「安静空隙」が大切

就寝中に使用するマウスピースは、一般的に、動かない上顎《じょうがく》に装着します（**写真11**）。マウスピースの使用目的は、就寝中にどれだけ食いしばったり、歯ぎしりをしても**顎関節の内部が圧迫されないようにする**ことです。つまり、就寝中のブラキシズムによって、顎関節に余計な負荷がかかり、炎症が生じたり、もともと生じていた炎症を助長することを防止することです。また、マウスピースの使用によって、**ブラキシズムに伴う咀嚼筋の活動量を抑制**することも期待できます。つまり、個人差はありますが、就寝中の咀嚼筋の過活動の抑制、疲労の軽減にも役立つということです。

しかし、マウスピースを装着したときの咬み合わせの高さの設定が不適切だと、症状の悪化をまねくことがあります。**重要なことは、マウスピースを装着した状態で、「安静空隙」を確保できる高さに抑えること**です（**写真12**）。なぜなら、「安静空隙」を超える高さに設定したマウスピースを装着した場合、咀嚼筋の脱力を試みてもマウスピースと下顎の歯との間にすき間ができず、ＴＣＨと同じような状態になり、咀嚼筋は休まらないということになるからです。また、マウスピースを装着した状態での咬み合わせは、仰向けに寝ころがって、アゴがリラックスした状態でゆっくりと噛んできたときに、左右の犬歯あるいは小臼歯から大臼歯がほぼ同時に接触するように調整します。

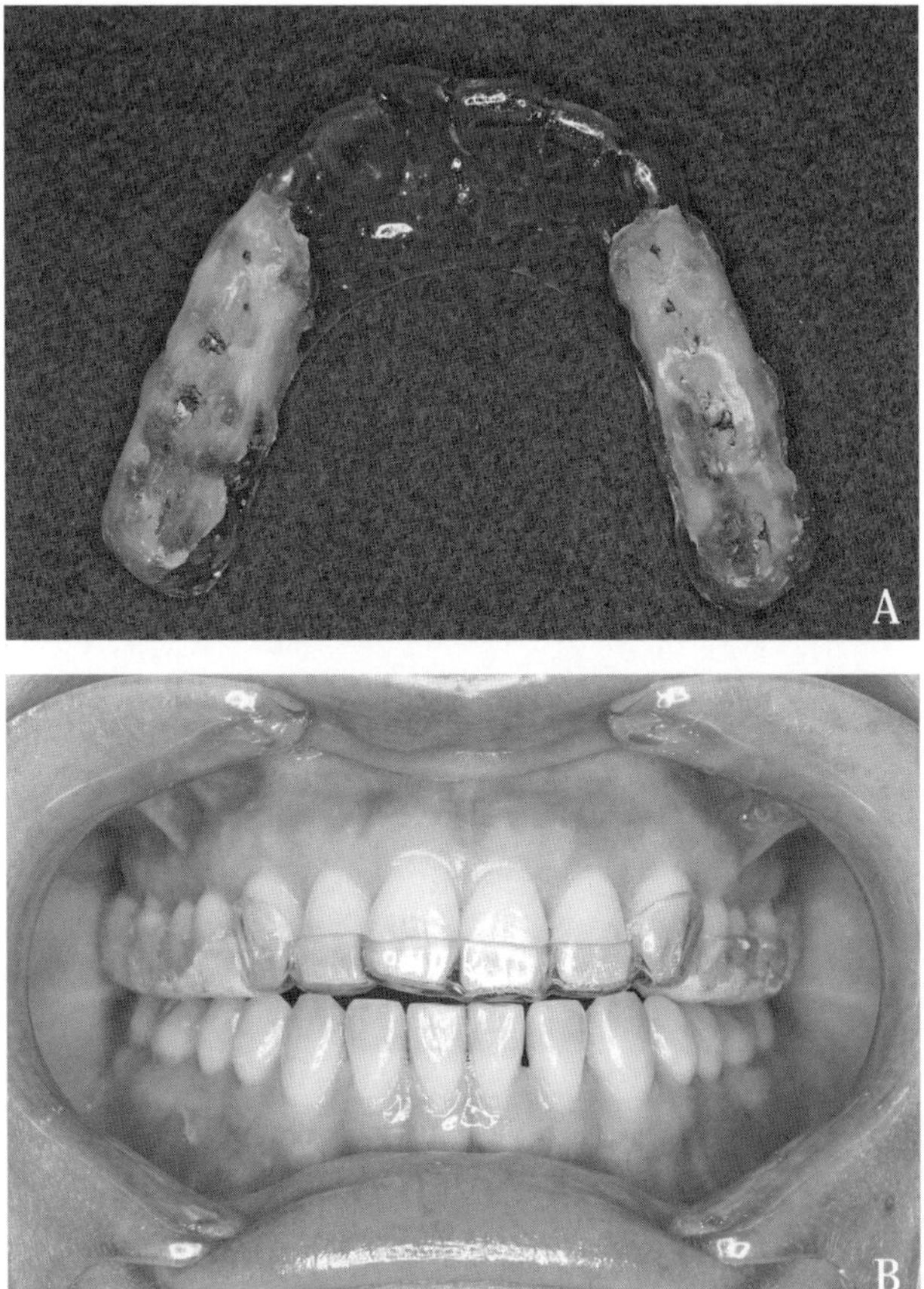

写真 11　A は、咬み合わせの調整が完了した上顎用のマウスピースです。仰向けに寝転がってそのマウスピースを装着し、リラックスした状態からゆっくり噛むと、左右の犬歯から大臼歯までが、均等にバランスよく接触するように調整されていることがわかります（B)。

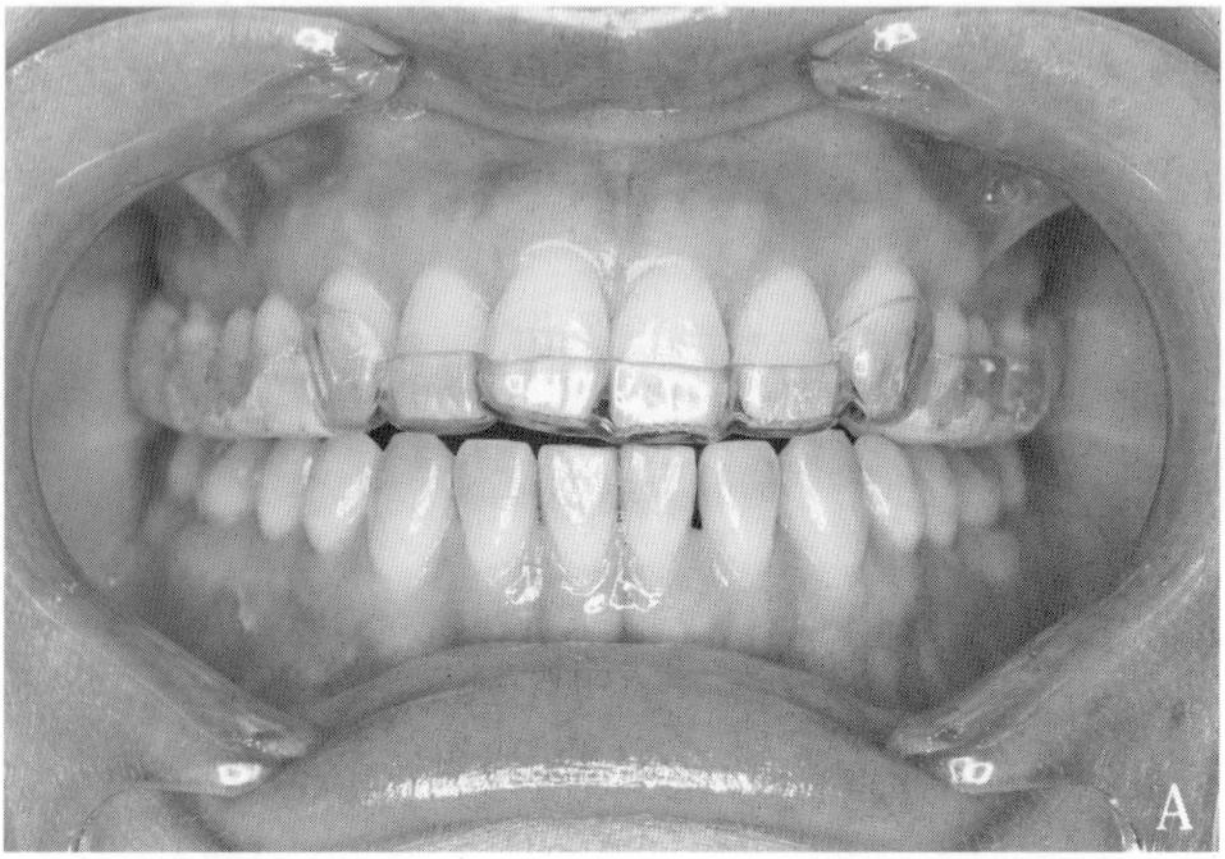

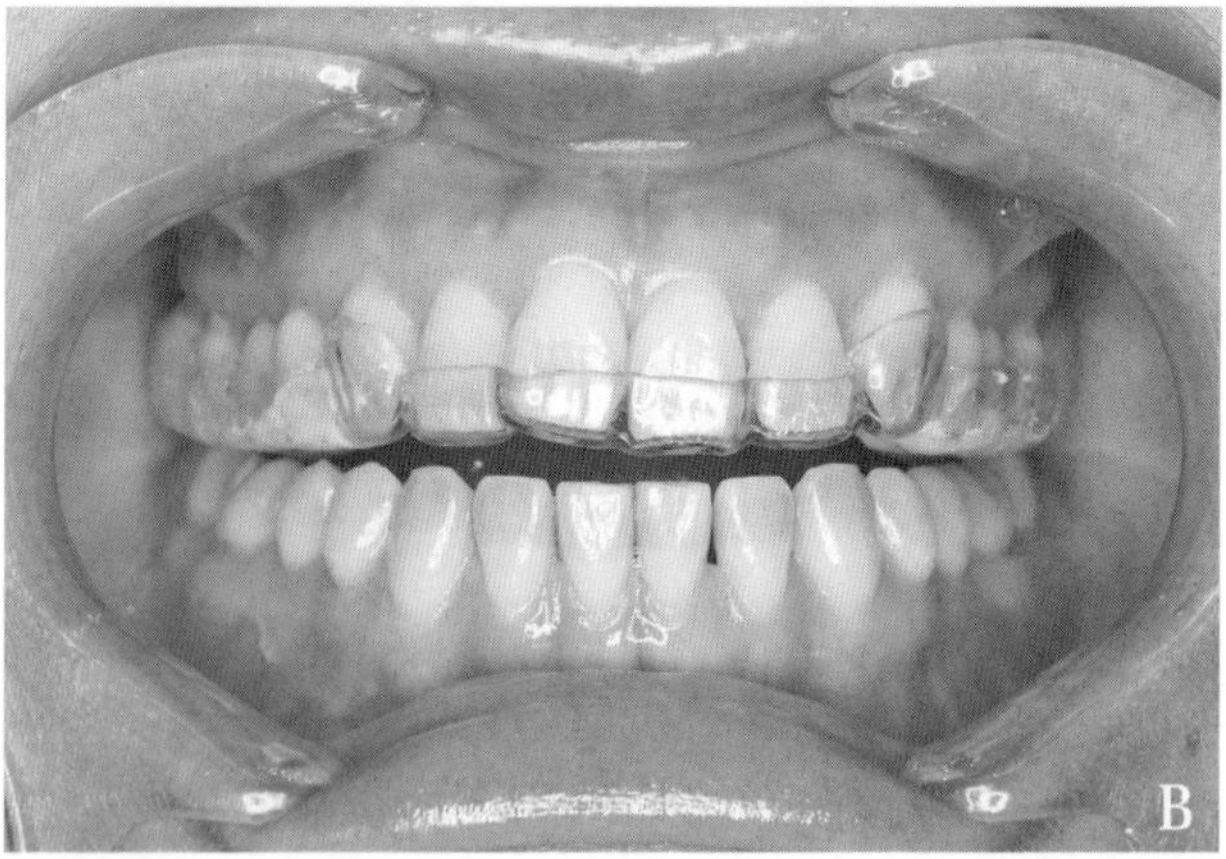

写真12　マウスピースを装着し、軽く噛んだ状態（A）からアゴの力を抜いたところです（B）。安静空隙が確保されています（B）。

マウスピースをうまく活用しよう

実際、**マウスピースを入れた状態での咬み合わせの調整（咬合調整《こうごうちょうせい》）がうまくできた患者さんからは、「マウスピースをはずした状態で咬み合わせると噛みしめてしまいたくなるが、マウスピースを装着するとアゴが楽に感じる」との証言が得られます。**

一方、マウスピースを使用しても、起床時の咀嚼筋の疲労感が改善しない、あるいは悪化する場合には、より慎重なマウスピースの咬合調整が必要です。

なお、マウスピースの咬合調整は、就寝中を想定して、一般的にフルフラットに近い体勢（重力の関係で下顎が少し後方に下がった状態）で行います。ちなみに、就寝中と日中の活動しているときとでは、リラックスした状態での下顎の位置が違いますので、就寝中に使用するマウスピースの日中使用は原則ＮＧです。

また、マウスピースには材料による硬さの違いがあり、大きく分けてハードタイプとソフトタイプがあります。時々、顎関節症の治療用マウスピースとしてソフトタイプを使用している患者さんがおられますが、私の外来では、**原則ハードタイプ**オンリーです。ちなみに、私自身の顎関節症の治療にソフトタイプを使用したことが一晩だけありますが、翌朝の咬筋と側頭筋の疲労感は半端ないものでした。

つまり、ソフトタイプはゴム質なので、無意識のうちに強く噛み込んでしまうのです。したがって、歯を食いしばってパワーを発揮しながら、歯を守る効果も備えなければならないスポーツ選手用のマウスピース（マウスガード）としては合理的と考えられ、実際に汎用されています。しかしながら、ブラキシズムによる咀嚼筋の過活動の抑制・疲労軽減を目的とする顎関節症用のマウスピースとしては、逆効果になりかねません。

❻ 薬の力を借りることもある！

顎関節症の本態は、咀嚼筋の過活動・疲労と顎関節内部の炎症ですから、治療の一環として消炎鎮痛薬《しょうえんちんつうやく》や筋弛緩薬《きんしかんやく》を使うこともあります。また、咀嚼筋の過度な疲労をまねくTCHやブラキシズムの背景にある「精神的ストレス」に対して抗不安薬などを併用することもあります。しかし、よほどひどい症状を認める場合に一時的に使用することはあるとしても、**長期間にわたる薬物療法はおすすめしません。**

なぜなら、顎関節症の発症メカニズムをかんがみて、これまで紹介してきた**咀嚼筋の脱力、指圧・マッサージ、ストレッチ（顎運動練習）、就寝中のマウスピース療法に加えて、それぞれの患者さんに適した日常生活上のアドバイスを行うことで、ほとんどの患者さん（90％以上）を寛解（セルフケアで日常生活に困らないレベルにコントロールできる状態）に導くことができる**からです。ただし、他の疾患に対して整形外科や心療内科などから処方されている薬剤を勝手に中断してはいけません。

3 治療のステップ②
―顎関節症に対する外科的治療

❶ 顎関節のなかを洗う治療
―顎関節洗浄療法

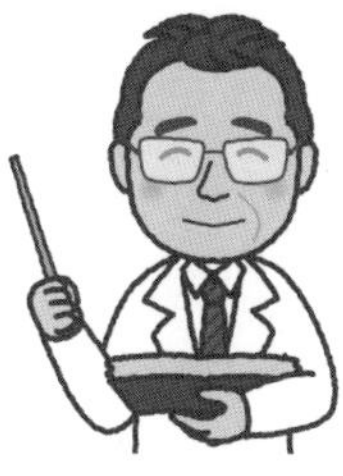

顎関節洗浄療法はなぜ必要？

これまでの経験では、前述のように基本治療（非外科的な治療）によって90％以上（ひかえめの数字です）の患者さんの自覚症状は消退し、定期的な通院を必要としない、セルフコントロール可能なレベルまで軽快します。しかし、基本治療で咀嚼筋の症状はコントロールできても、顎関節の機能時痛（ほとんどが開口時痛）が残存する患者さんが一定数おられます。このような患者さんの顎関節のなかでは、滑膜《かつまく》炎がくすぶり続け、水がたまったり、軟骨が変性したり、関節円板が変形・転位したり、下顎頭《かがくとう》や関節隆起《かんせつりゅうき》の骨の表面にギザギザやトゲ（骨棘）ができている可能性があります。そこで、ＭＲＩ検査を行い、これらの所見（63ページ**写真4**参照）が確認された場合には、顎関節洗浄療法の適応となります。

顎関節洗浄療法の目的は、関節腔に貯留している滑液中に存在する起炎性物質（炎症を引き起こしたり、助長したり、関節軟骨を分解してしまうタンパク質などの総称）を洗い流すことで、顎関節痛を消退させることにあります。

顎関節洗浄療法の手技としては、パンピング、Arthrocentesis（アルスロセンテーシスと読みます）、顎関節有視下洗浄療法（Visually guided TMJ irrigation：ＶＧＩＲ）などがあり、通常は日帰りあるいは１泊２日で、顎関節周囲の局所（部分）麻酔のみ、あるいは静脈内鎮静法を併用して施行します。以下、それぞれの手技について簡単に説明します。

顎関節洗浄療法ってどうするの？

①　**パンピング**：最も簡便な方法で、１本の注射針とシリンジを用いて上関節腔内に生理食塩液（生食液）を入れたり出したりを繰り返しながら洗浄します（**図6**）。洗浄に使用する生食液の総量は20～30 mlが一般的で、実質的な所要時間は10分程度です。

②　**Arthrocentesis**：顎関節洗浄療法の代名詞となる手技で、上関節腔に２本の注射針を刺入します。片側から生食液を注入すると同時に他方から排液させながら洗浄します（**図7**）。洗浄に使用する生食液の総量は一般的に１００～２００mlで、所要時間は15～20分程度です。

③　**ＶＧＩＲ**：この術式の基本的な概念はArthrocentesisと同じですが、後方に刺入する注射針の代わりに顎関節用の細い内視鏡を用いる点が違います。つまり、**内視鏡で上関節腔内の状況を直接観察しながら洗浄できる**という大きなメリットがあります（**図8**）。洗浄に使用する生食液は１５０ml以上を基本としており、所要時間は実質20～30分程度です。しかし、内視鏡のセッティングに少々時間を要しますので、トータルでは1時間ほどかかります。

私は、自分が考案した手前もあり、原則としてＶＧＩＲを採用していますが、生食液１５０ml以上での洗浄を目安に行っており、**成功率は85～90％で、顎関節痛が消退するまでの平均期間は術後2～3カ月**です。なお、ＶＧＩＲ後に症状の改善がみられたが十分ではないという場合には、２回目のＶＧＩＲを施行し良好な結果が得られることがあります。ただし、**顎関節洗浄療法の成功の背景には、基本治療の継続による咀嚼筋のリラクゼーションがある**ことを忘れてはなりません。

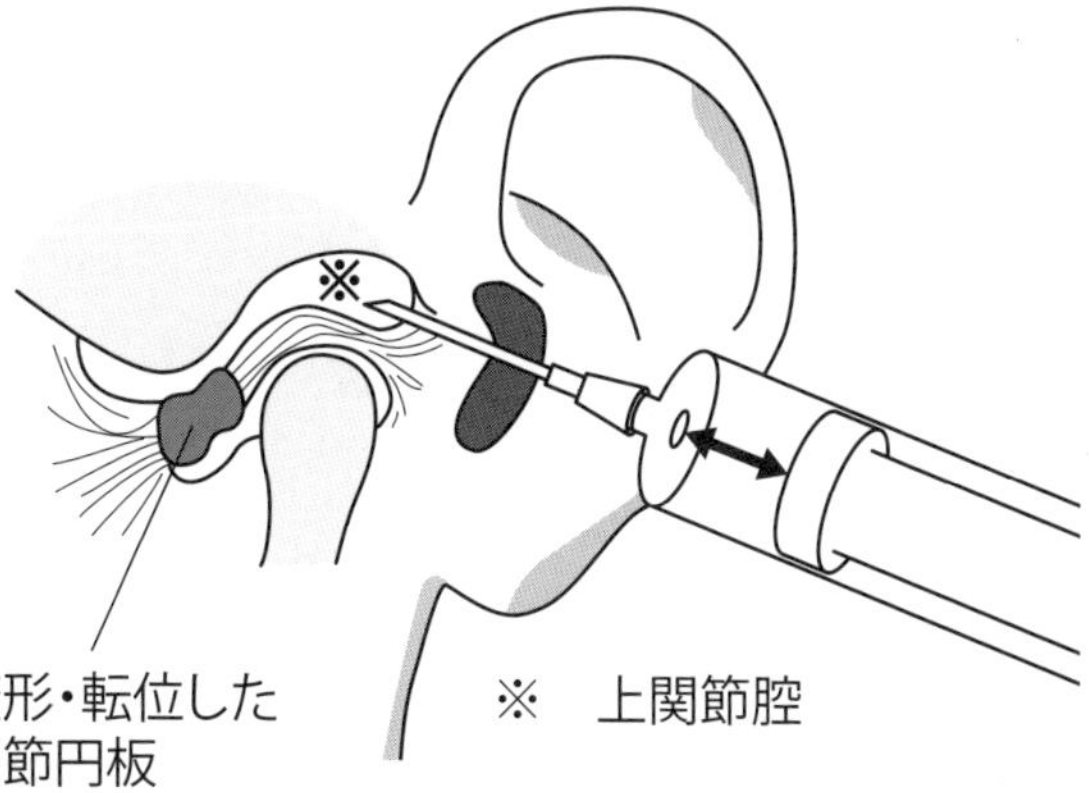

図6　パンピングのイメージ

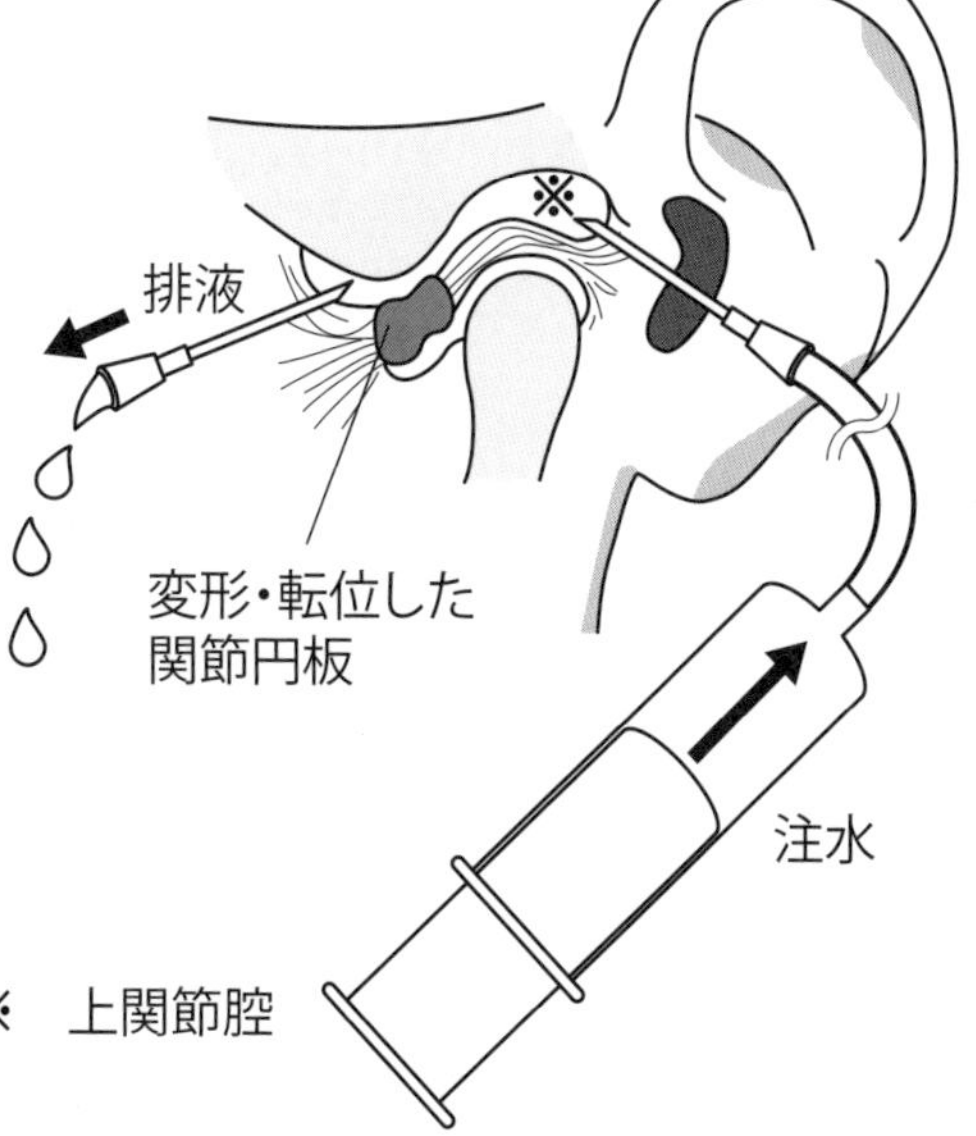

図7　Arthrocentesis（アルスロセンテーシス）のイメージ

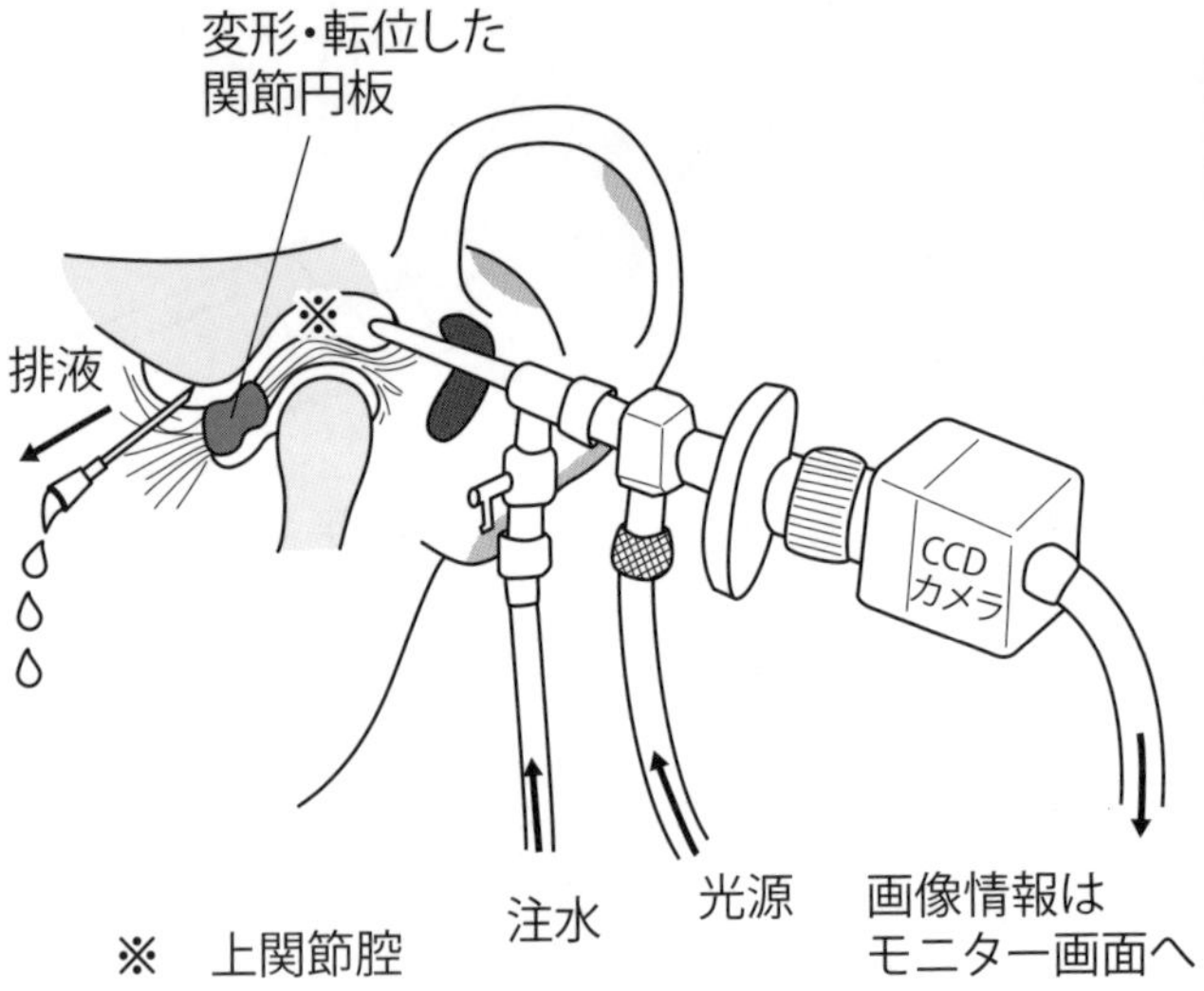

図8　VGIR のイメージ

❷ 顎関節のなかにある痛みの原因を直接除去する手術 ──顎関節開放形成術

痛みの犯人は誰？

基本治療と顎関節洗浄療法まで実施した段階で、ほとんどの患者さんの症状は消退します。しかし、ごく一部（すべての顎関節症患者さんの1～2％程度）において、開口時の顎関節痛が残存することがあります。ちなみにその痛みは、筋痛とは質的に異なり、患者さんによって表現はさまざまですが、集約すると**「イッテー！という鋭痛あるいは激痛」**で、ふいに大あくびをしようものなら、しばらくしかめっ面になってしまうレベルのようです。

関節円板の変形・転位はやっかい者なのか？

さて、このような痛みの発生メカニズムについてですが、これまで**「開口時には下**

顎頭が前方滑走するので、変形を伴って前方転位した関節円板をさらに前方に押し込むこととなり、結果的に炎症を起こしている円板後部結合組織が過度に引っ張られることで生じる（**図9**）」とされてきました。このようなメカニズムで生じる痛みもあることは確かだと思いますが、基本治療と顎関節洗浄療法まで行った段階で軽減するものと考えられます。実際のところ、関節円板の変形・転位とはどのような状況かといいますと、本来ベレー帽のように下顎頭に乗っかっている関節円板が、ひょうたんのように変形して下顎頭から前方にずり落ちている（**図9、写真4**参照）ことが大半です。ですので、顎関節痛の主犯は変形・転位した関節円板と決めつけたくなるのもいたし方なく、顎関節開放形成術の一般的なコンセプトは、「**まず変形・転位した関節円板を切除し**（**関節円板切除術**）、**そのついでに、下顎頭や関節隆起表面のギザギザや骨棘を整形しておきましょう**」ということになっています。私も学生時代にはそのように習い、かつては、この考え方に基づいて診療していました。

一方、基本治療と顎関節洗浄療法の段階で顎関節痛が消退し、快適な日常生活を取り戻した患者さんの顎関節に注目してみると、**関節円板は変形・転位したまま**になっています。また、1980年代のアメリカでは、変形・転位した関節円板を積極的に整形・復位（元の位置に戻すこと）するための手術が数多く施行され、良好な成績を収めました。ところが、術後経過は良好であるにもかかわらず、術後のＭＲＩ検査において、整形・復位したはずの関節円板の多くが術前と同じように転位していることが確認されました。その結果、顎関節外科業界では、**「変形・転位した関節円板を元どおりに整形・復位させる必要はない」**というコンセンサスが得られています。

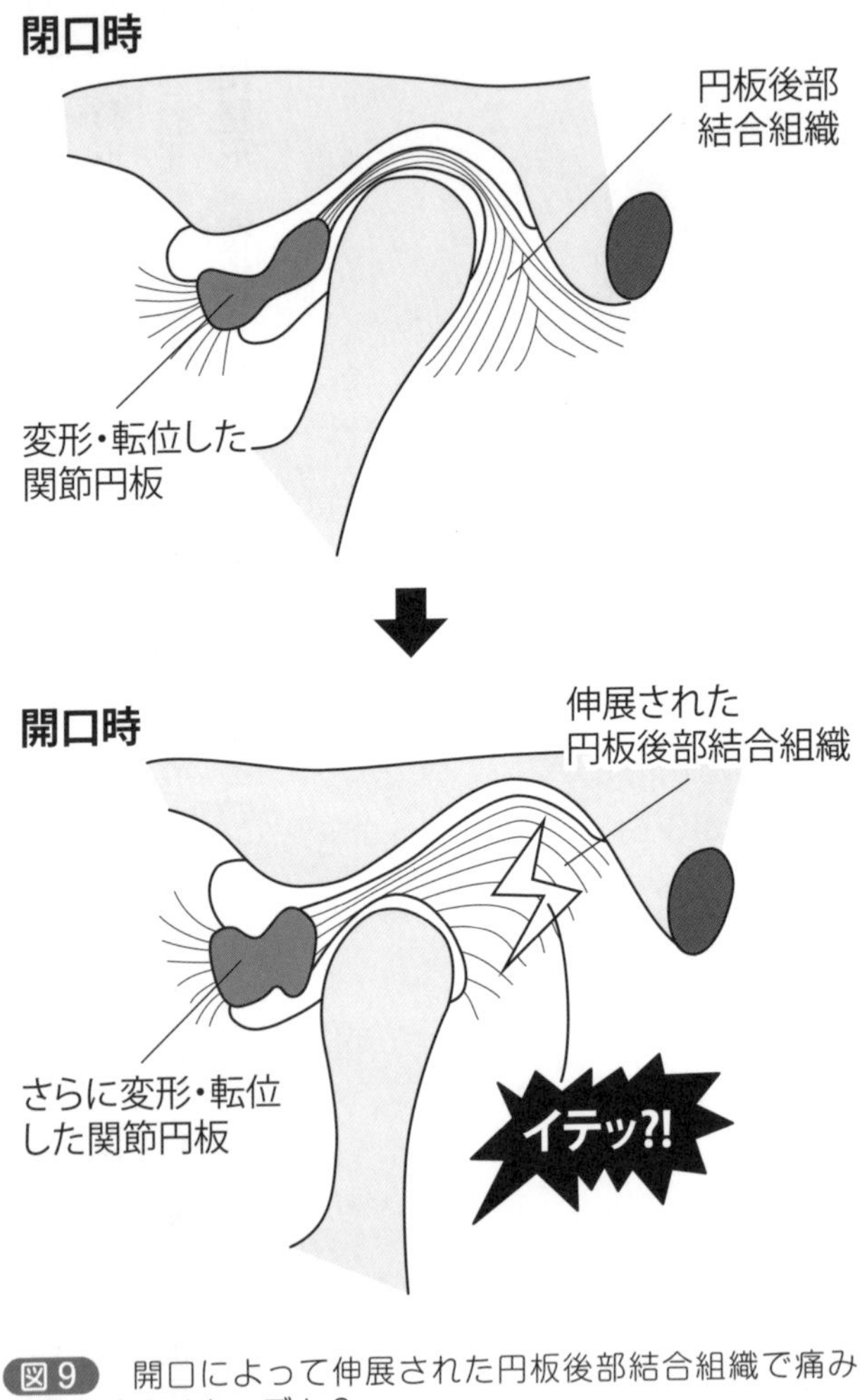

図9　開口によって伸展された円板後部結合組織で痛みが発生するメカニズム？

であれば、本当に変形・転位した関節円板が顎関節痛の主犯で、解決策として関節円板切除術（プラスおまけの骨整形）が正解なんだろうか？

私はこのような疑問を抱き、顎関節開放形成術の適応と思われる患者さんたちの、顎関節痛の質的な変化、発生するタイミングなどの臨床所見とＭＲＩやＣＴ画像の所見を対比しながら詳細に検討し、実は、下顎頭や関節隆起の機能関節面（下顎頭が動くときに相互に擦れ合う骨・軟骨面）にできた骨のギザギザや骨棘こそが顎関節痛の主犯ではないか、と考えるようになりました。そこで、私の盟友の一人、鶴見大学歯学部附属病院の診療放射線技師である三島 章画像検査部長を口説き落とし、夜な夜な患者さんのＣＴデータを分析しました。そして、やはり「顎関節痛の主犯は下顎頭や関節隆起の骨のギザギザや骨棘で、関節表面を覆った滑膜炎組織を引っかくことで鋭痛／激痛が生じている」との結論に至りました。

CT検査は必須！

というわけで、私は、**基本治療と顎関節洗浄療法を行った段階で顎関節痛が残存する患者さんには、必ずCT検査を実施**します。そして、顎関節痛の主因と考えられる機能関節面の骨のギザギザや骨棘（64ジペー**写真5**参照）が検出された場合には、それらの除去を目的に、入院（7～10日程度）・全身麻酔下に**顎関節開放形成（機能関節面の整形・骨棘除去）術（図10）**を適用します。この術式は、基本的に変形・転位した関節円板には何も手を加えませんが、ひょうたんの膨らみ具合が大きすぎて、術後に下顎頭の動きを邪魔しそうな場合にかぎって、当該部位をメスで削ぎ落とすことはあります。しかし、いずれにしても、関節円板切除（プラス骨整形）術に比べると手術侵襲が小さく術後の予後も良好で、これまで35人の患者さんに適用しましたが、定期的に経過観察できている患者さんにおいては、**お一人を除いて皆さん快適な日常生活を取り戻されています**。なお、術後に顎関節痛が消退し、十分な顎運動機能の回復が得られるまでの平均期間は約3カ月で、最長8カ月でした。

ちなみに、この術式の手順は（公社）日本口腔外科学会監修の手術書において、ステップ・バイ・ステップでイラストを用いて解説しておりますが、いまだ十分に認知されているとはいいがたいところです。これには、適応となる患者さんの人数が少ないことも関係しているものと思われます。私自身もようやく30数例を経験しデータがそろってきたので、最近になってヨーロッパ頭蓋顎顔面外科学会や日本顎関節学会のシンポジウムなどで紹介し始めたところです。

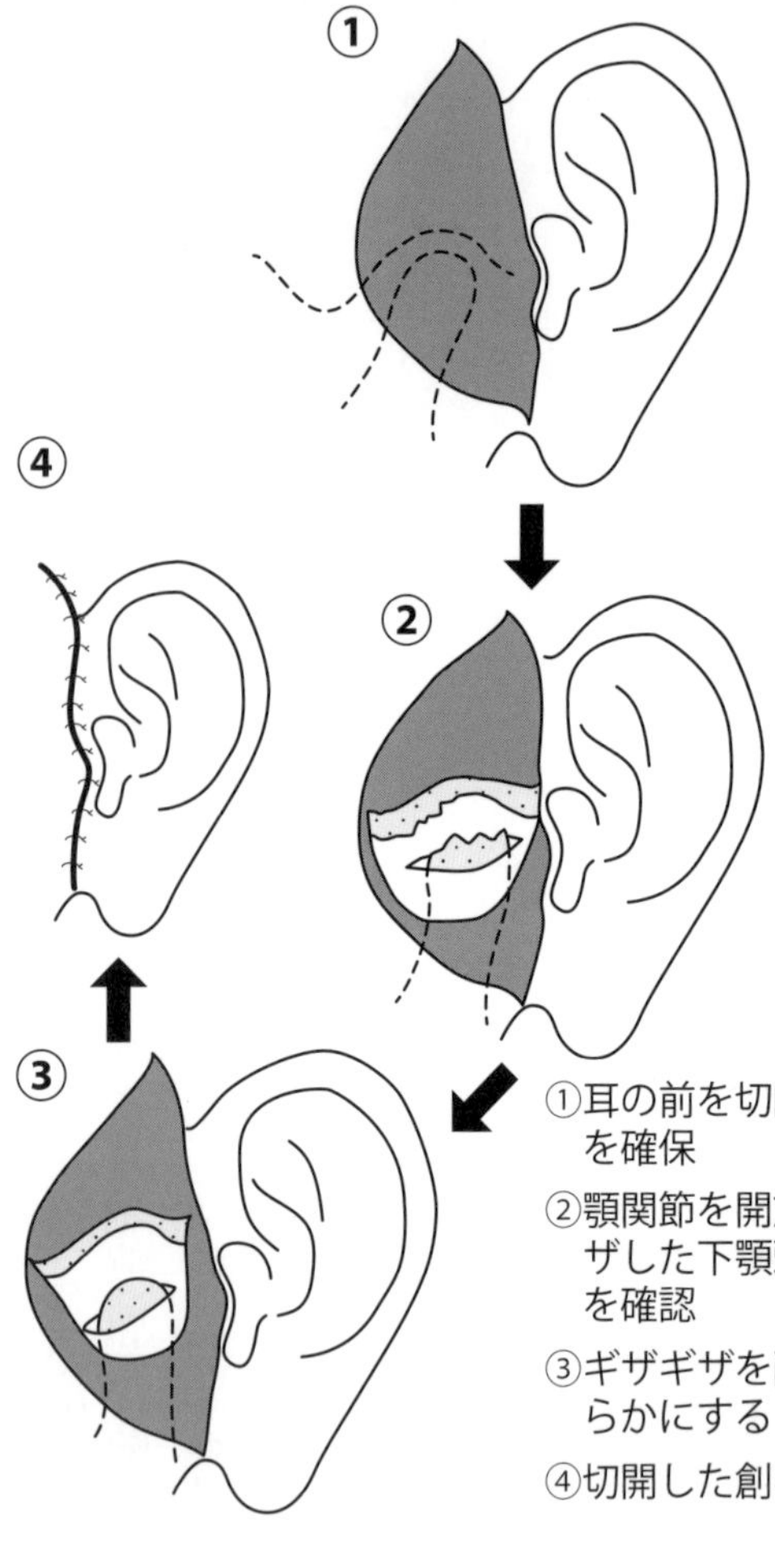

①耳の前を切開して手術野を確保

②顎関節を開放し、ギザギザした下顎頭や関節隆起を確認

③ギザギザを削除してなめらかにする

④切開した創を縫合閉鎖

図10 機能関節面の骨棘除去術のイメージ

４ 必要に応じて適用する治療 ―プラスαの治療

❶ 必要最小限の範囲で行う咬み合わせの調整

ときどき、**「歯の詰め物やかぶせ物の治療を受けた後から顎関節症の症状が出た」という患者さんがおられます。**このような患者さんの多くは、かぶせ物の治療直後から「咬み合わせの違和感」を自覚されており、咀嚼筋に相応の負担がかかっていることが想像できます。ですから、このような場合には、「咬み合わせの違和感」の原因となっている詰め物やかぶせ物の一部を少し削るなど、必要最小限の範囲で咬み合わせの調整（咬合調整）を行うことで解決できることがほとんどです。しかし、自覚している症状が消えるまでは、咀嚼筋の脱力、指圧・マッサージ、ストレッチ（顎運動練習）を主体とした基本治療を続けなければなりません。

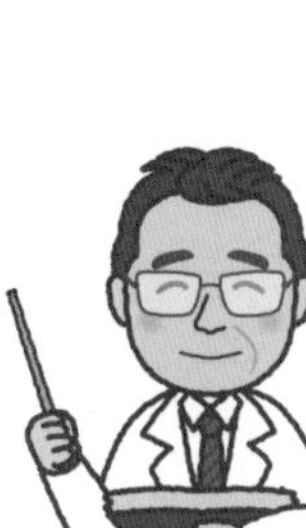

❷ 積極的に咬み合わせを改善する治療
―かぶせ物や歯列矯正治療

一方、もともとの咬み合わせが、歯科医学的に許容できる範囲を超えているような患者さんに顎関節症が発症した場合には、症状が落ち着いた段階で、かぶせ物や歯列矯正治療による咬合の改善をおすすめすることがあります。これは、顎関節症のみならず、将来的に生じうる歯科医学的にやっかいなトラブルを回避するためのアドバイスでもありますので、このような状況におかれたときには、ぜひ耳を傾けていただきたいと思います。

COLUMN 7

左右どちらでも、噛みやすいほうで噛むべし!!

「かぶせ物の治療」で大切なことを思い出しました。読者の皆さんは、普段の食事のとき、左右どちらで咀嚼していますか？

たとえば、「そういえば右側で咀嚼している」という人が、右側の歯の治療などによって右側で咀嚼できなくなると、仕方なく左側で咀嚼することになりますが、このとき、なんだか違和感があり、しっくり噛めないはずです。これを、左側でもうまく噛めるようにと頑張ると、咀嚼筋には多大な負担がかかり、運が悪いと咬筋や側頭筋の「筋痛」をまねきます。したがって、このような場合は、右側の治療が終わるまで、スッパリあきらめて、無理せずやり過ごすより妙案《みょうあん》はありません。

一方、「そういえば右側で咀嚼している」という顎関節症の患者さんが、両側でバランスよく噛まないといけないと思い込み、人知れず、左側での咀嚼を体得《たいとく》するための練習（？）に励んでしまうことがあります。絶対 NG です。ご飯を口の中に入れたら、どちら側で噛もうか、など細かいことは考えずに、自然に任せて食事を楽しむことが大切です。

第6章

自分でできるセルフケア

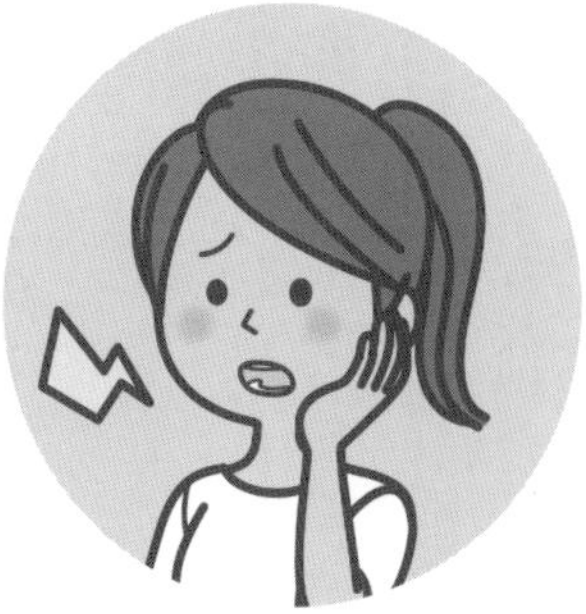

1 症状改善後の注意＆顎関節症の予防、あるいは未病で終わらせる作戦

咀嚼筋の脱力、指圧・マッサージ、ストレッチの3点セットを生活習慣として取り入れよう！

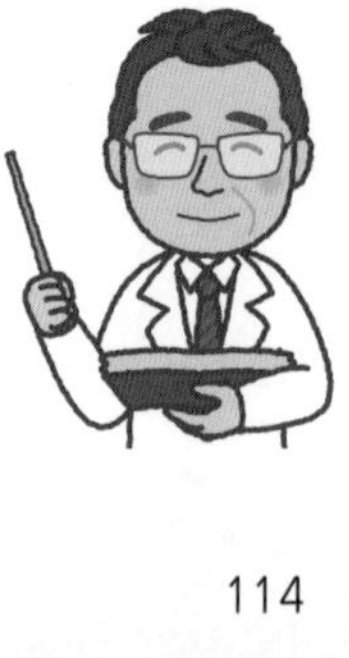

顎関節症の症状がなくなり、快適な日常生活が送れるようになった時点で、原則としてマウスピース療法を中止し、通院も終了となります。しかし、もともとのブラキシズムが重症で、マウスピースをつけないと咀嚼筋の筋痛《きんつう》などの症状をコントロールできない場合や、歯が欠けたり、かぶせ物が壊れたりするような場合には、無理に離脱せず引き続き使ってもらい、定期的な経過観察（おおよそ3～6カ月ごと）を継続します。

一方、**咀嚼筋の脱力、指圧・マッサージ、ストレッチ（顎運動練習）の3点セットの継続は、症状の再燃を予防するためには必須要件です。**なぜなら、顎関節症の症

状はとれても、咀嚼筋に過剰な負荷がかかる**TCHや就寝中のブラキシズムの習癖《しゅうへき》がなくなったわけではない**からです。また、これらの習癖は顎関節症の発症の根源で、その背景として、**「過度な緊張」や「怒りの感情」をまねくような環境**に身をおいている可能性が高いことも思い出してください。つまり、日常生活上の環境が劇的に改善されていないかぎり、常に顎関節症の症状再燃のリスクを抱えているということです。というわけで、**3点セットについては、歯磨きと同じように習慣として継続することが、顎関節症の再燃を予防する最大の砦《とりで》**だといっても過言ではありません。しかし、症状がなくなると、ついついい面倒くさくなり**3点セットもサボりがち**になります。その気持ちはよくわかります。そこで妥協案《だきょうあん》ですが、指圧・マッサージはサボっても（よいとはいいませんが…）、**咀嚼筋の脱力とストレッチの2点セット**だけはぜひとも継続してください。やり方は前述の66～87ページ《ジペー》で復習してください。

顎関節症予備軍になっていませんか？

さて、ここまでは症状が改善した後のセルフケアについてのお話でしたが、世の中には、顎関節症予備軍が大勢《おおぜい》おられます。読者の皆さんの周りにもおられるはずです。顎関節症の自覚がない人でも、咬筋や側頭筋に痛・気持ちいいツボが複数箇所あることは珍しくありません。試しに、ご家族や友人の咬筋や側頭筋のツボを探してみてください。このような人の咀嚼筋は、すでに疲労傾向にあり、おそらくＴＣＨやブラキシズムもあるでしょう。ですから、いつ顎関節症を発症してもおかしくない、顎関節症予備軍といえます。

しかし、顎関節症予備軍の段階（未病）で、顎関節症の発症機序《きじょ》をよく理解し、**咀嚼筋の脱力、指圧・マッサージ、ストレッチの3点セットあるいは2点セット**を実践すれば、十中八九《じゅっちゅうはっく》、本格的な顎関節症患者にならずにすむと思われます。これも、痛くもないのに毎日というと、ちょっと難儀なタスクですが、せめて「今日は、歯をくいしばって頑張った」「今日は、硬いものを食べすぎてアゴが疲れた」、あるいは「歯医者で長時間口を開けていたのでアゴが疲れた」というようなときには、積極的に採用していただきたいものです。そうすることで、顎関節症の発症をかなりの確率で回避できると思います。

COLUMN 8

“ストレス回避”と“3点／2点セット”のススメ

ときどき、患者さんから「顎関節症は遺伝するのですか？」という質問をいただきます。現状での答えは、もちろんNOです。人種も関係なく、日本人に特有の疾患でもありません。これまで述べてきたとおり、顎関節症の根源はブラキシズムやTCHで、その背景には「怒りの感情」や「過度な緊張感」など負のストレスを感じるような環境があります。ストレスの感じ方は人それぞれですが、顎関節症の発症を防止するには、さまざまなストレスと正面から向き合うのではなく、可能な範囲でうまく回避することも大切です。しかし、私のようにきまじめ（これにはなぜか、えっ⁇という同僚も多いのですが…）で、スルースキルにあまりたけていない人にはなかなかできない芸当です。そんな皆さんにとって大切なことは、やはり、咀嚼筋の脱力、指圧・マッサージ、ストレッチの3点セット、少なくとも咀嚼筋の脱力とストレッチの2点セットの実践ですね！

第7章

顎関節症とまちがわれやすい病気

―なかには命にかかわるものも！

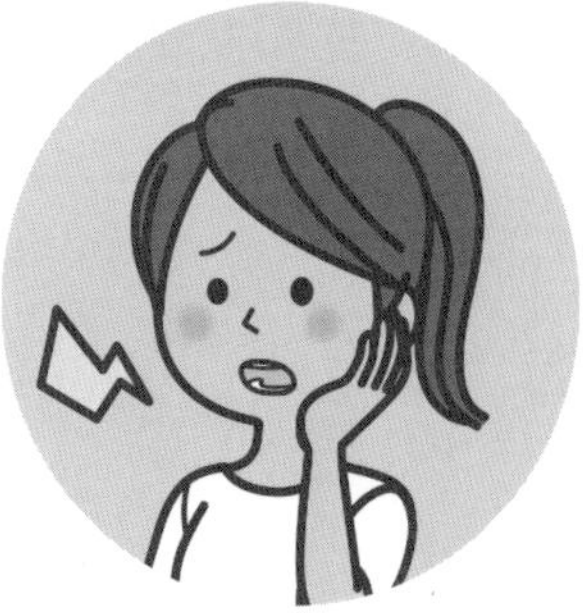

1 滑膜性軟骨腫症

病気の成り立ちが顎関節症とは違う！

顎関節症とまちがわれる病気の代表選手です。関節腔《かんせつくう》というお部屋の「壁紙」のような滑膜（28ページ**図2**参照）を構成している細胞が、外傷や炎症の刺激を受けて性質が変わり（化生《かせい》といいます）、米粒のような小さな軟骨の粒をつくり出してしまう病気で、顎関節症や偽痛風《ぎつうふう》に続発したり併存することもあります。滑膜のなかでつくられた軟骨の粒（ときに骨化する）は、関節腔の天井や壁から鍾乳石のように垂れ下がり、やがて遊離して関節腔内をただようようになります。臨床的には、関節腔に多くの軟骨の粒が浮遊するような段階になって発見されることがほとんどです。軟骨の粒の数は、大小合わせて数百個におよぶこともあります。

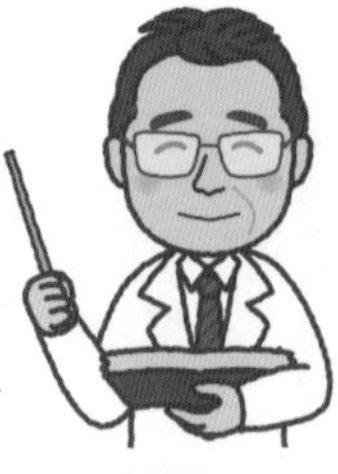

顎関節症と瓜二つの症状

滑膜性軟骨腫症《かつまくせいなんこつしゅしょう》の主症状は、「開口時の顎関節痛」で顎関節症にそっくりなため、初診の段階では、かなり高い頻度で顎関節症とまちがわれます。また、当然ですが顎関節症として治療を進めても望ましい効果は得られません。このような場合には、顎関節症の診断を見直すべきなのですが、先入観にとらわれたまま**「なかなか治らない顎関節症と誤認」されてしまうことが多々あります。**なぜ、早期診断が困難で、このような事態におちいるのか？といいますと、一番の要因は、症状が顎関節症にそっくりで、軟骨の粒が普通のレントゲンには写らないからです。実のところ、私たち専門医でも、ＭＲＩ検査を行い典型的な所見（**写真13**）を確認して初めて診断を下すことができるといっても過言ではありません。一般の歯科診療所では、ＭＲＩ検査はできませんので、心当たりのある方は、できれば顎関節症専門医のいる総合病院の歯科・口腔外科や大学病院の口腔外科を受診してみてください。

治療法は、原則として入院・全身麻酔下での手術で、軟骨の粒の摘出と病的な滑膜の切除を行います。術前に、滑膜の状況を確認する目的で、関節内の内視鏡検査を行うことがあります（**写真14**）が、その際に細かい軟骨の粒は洗い流されるため、運がよいと顎関節痛がなくなることがあります。そのような場合には、あわてて手術は行わず、定期的にＣＴやＭＲＩ検査を行いながら経過観察をすることもあります。

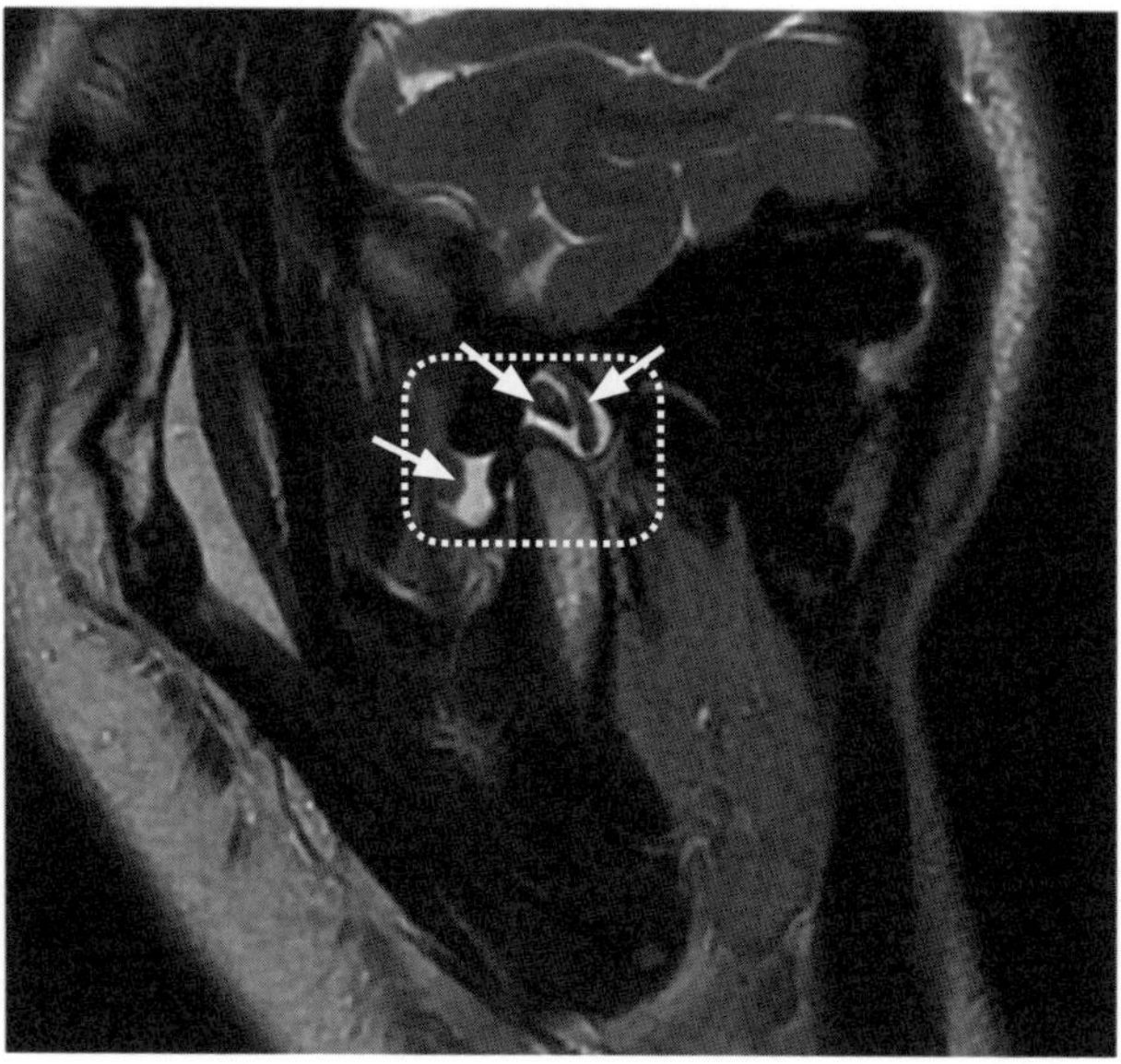

写真13　左顎関節の T2 強調 MR 画像です。上関節腔内に溜まった水（点線枠内の白い部分）のなかに、軟骨の粒と思われる米粒のような薄黒い部分（矢印）が認められます。

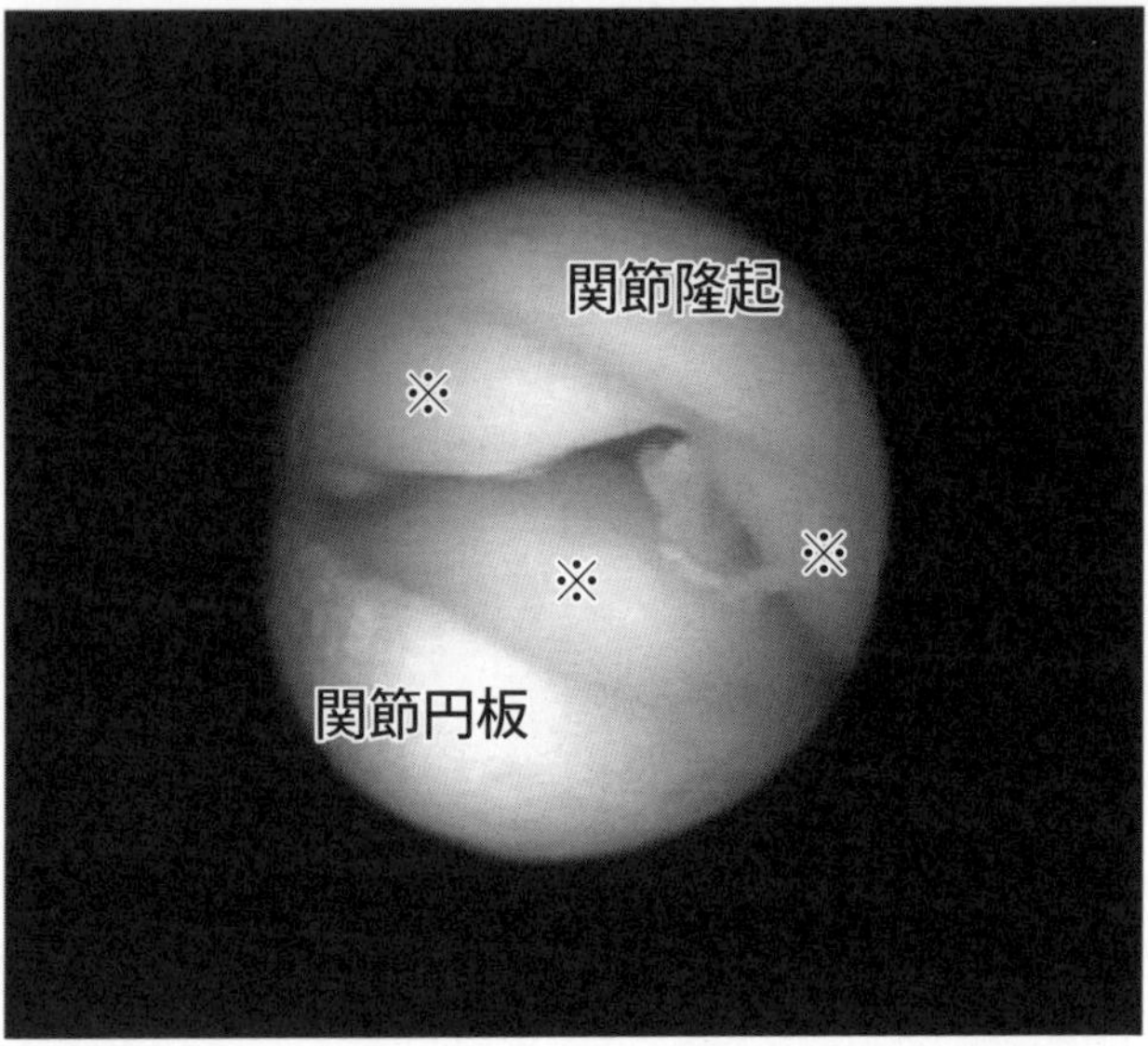

写真14　写真13と同じ顎関節の上関節腔を内視鏡でのぞいたところです。向かって右斜め上に見える関節隆起と左斜め下に見える関節円板の間に、米粒大の軟骨の粒（※）が3個確認できます。

2 偽痛風

劇的な症状にビックリすることも！

痛風のような急性発作を起こす発作型と、慢性的に長期間経過した結果、ピロリン酸カルシウム結晶を含む腫瘤《しゅりゅう》（できもののような肉の塊）を形成してしまう腫瘤形成型があります。痛風と同じ結晶性関節炎で似たような病気ですが、原因となる結晶成分が違う（痛風の原因は尿酸ナトリウム結晶）ので**「偽痛風」**と呼ばれています。比較的よく出合うのは発作型で、主症状は次のとおりです。

① ある日、ほとんど前触れなく急に顎関節部が痛くなり（自発痛）、痛くてアゴを動かせない。
② 痛みの発現とほぼ同時に腫れてくる。
③ やがて、痛いほうの奥歯が咬み合わなくなる。

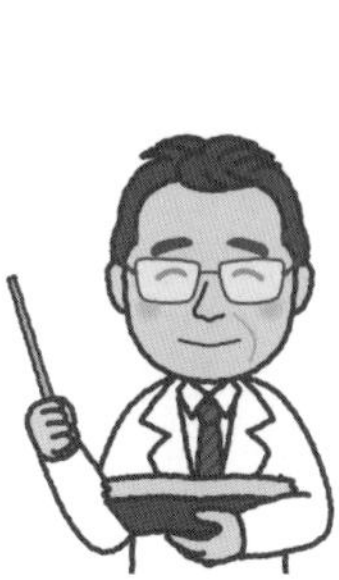

発作型は、劇的な症状をもたらすことが多いので、顎関節症とまちがわれることは少ないのですが、何科を受診すればよいのかわからず、とりあえずかかりつけの内科などを受診し、歯科・口腔外科の受診をすすめられることも少なくありません。実際の治療法としては、消炎鎮痛薬で対応することになります。通常、ごく一般的な消炎鎮痛薬（ロキソニンなど）を毎食後、3〜7日間ほど服用することで、嘘のように症状はなくなります。ただし、もともと顎関節症の患者さんに発症した場合には、相応に時間がかかります。また、偽痛風による関節内の炎症が、変形性顎関節症の病状を悪化させることもあります。

30年以上、症状を抱えている方もいる！

一方の腫瘤形成型については、患者さんの現病歴を聴取すると**「薬に頼るほどではないが、時々痛み（自発痛）を感じつつも長期間経過し（30年以上の報告例もある）、最近、大きな口を開けようとすると痛くなってきた」**といったストーリーを聞くことができます。「自発痛」があったとのことで、「ただの顎関節症ではないな」と思いつつ画像検査を行うと、石灰化物を含む腫瘤が検出され、「偽痛風の腫瘤形成型」では？ということになります。

　治療は、入院・全身麻酔下での腫瘤の摘出ですが、摘出すれば一生大丈夫とはいきません。発作型、腫瘤形成型ともに、根本的な原因を解決する治療法（原因療法《げんいんりょうほう》）はなく、常に再燃の可能性があることを念頭においておかなければなりません。なお、病気の原因がピロリン酸カルシウムの代謝異常《たいしゃいじょう》ですので、首や膝など他の関節に発症することもあります。

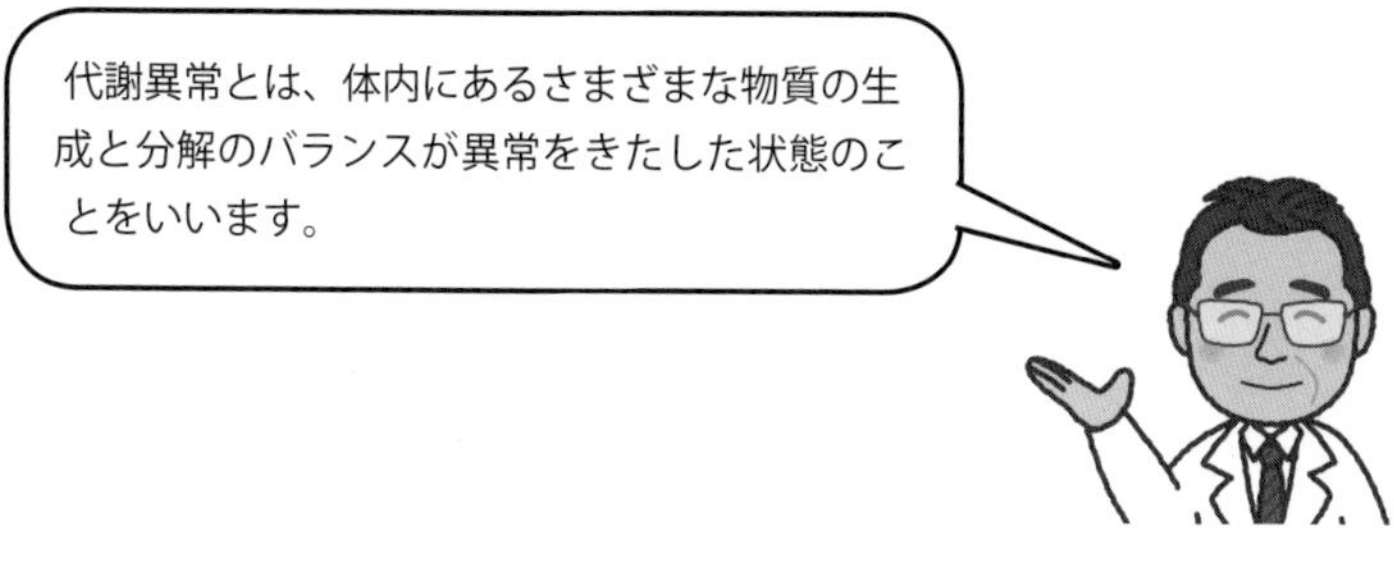
代謝異常とは、体内にあるさまざまな物質の生成と分解のバランスが異常をきたした状態のことをいいます。

3 リウマチ性顎関節炎

顎関節に関節リウマチの症状が出ることも

関節リウマチは、自己免疫疾患と呼ばれる疾患群の一つで、自分の関節の滑膜に対して免疫反応（炎症）を起こしてしまう病気です。一般に手指、手首、足首、膝などの関節炎を引き起こし、ときに関節の変形をまねくこともあります。どの関節にも起こりうるもので、顎関節でも発症します。すでに関節リウマチと診断されている患者さんの顎関節に発症した場合には、顎関節症や他の顎関節疾患と見誤る可能性は低いのですが、まれに、**関節リウマチの初発症状が顎関節に現れることがあります**。顎関節部に自発痛や腫れがあり、他の関節にも痛みや腫《は》れが認められれば、「これはひょっとして関節リウマチか？」と考えます。

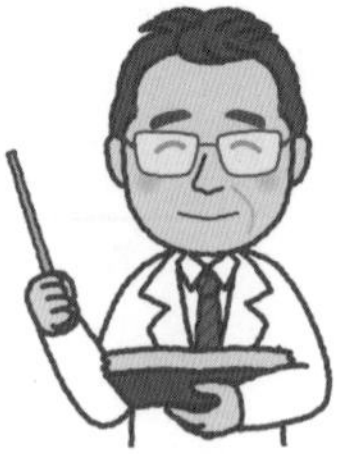

しかし、発症初期の段階では、顎関節症に矛盾しない症状をもたらし、画像検査でもリウマチ特有の所見はみられないので、リウマチ性顎関節炎を想定することは困難です。実例として、私は関節リウマチの顎関節初発症例を2例経験していますが、当初は顎関節症だと思い治療を進めました。当然、思うような効果が得られず悩んでいたのですが、ある日、患者さんが「今朝から足首が腫れている」あるいは「最近、膝が痛くてなんとなく腫れぼったい」とおっしゃいました。顎関節の症状はあいかわらず顎関節症そのものでしたが、ようやく「関節リウマチでは？」との発想に至ったことを鮮明に覚えています。

一番大切なのは、リウマチ治療にまじめに取り組むこと

さて、リウマチ性顎関節炎の治療ですが、基本的にリウマチ専門医による関節リウマチに対する治療がベースとなります。実際、関節リウマチの治療効果が現れ、病状が安定すると、顎関節の症状も軽快します。しかし、痛みはなくても病状が徐々に進行し、関節軟骨や骨が破壊され、顎関節の機能が著しく損なわれ、大規模な手術を要

する事態におちいることがありますので油断大敵です。

では、そのような事態を回避したり、進行を遅らせることはできないのか？ということになりますが、**一番大切なことは、リウマチの治療にまじめに取り組むことです。**

また、自分でできる防護策としては、やはり、顎関節に余計な負荷をかけて関節内の炎症反応を助長しないようにすることにつきます。つまり、**咀嚼筋の脱力、指圧・マッサージ、ストレッチの3点セット**ですね。少なからず有効ではないかと思っています。

4 化膿性顎関節炎

化膿性顎関節炎《かのうせいがくかんせつえん》は、めったに発生しない病気で、私が直接かかわった患者さんとして記憶に残っているのは3例のみです。文字どおり、**顎関節に細菌が侵入し化膿してしまう病気で、症状は顎関節部の痛み、腫れ、発熱など、一般的な炎症と同じです。**

治療手段は、感染した細菌に効果を発揮する抗菌薬の投与ですが、そのタイミングを

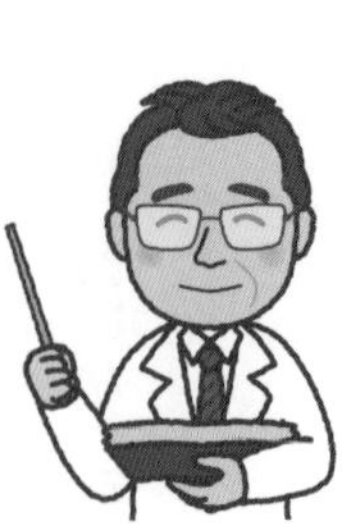

逃すと脳内に進展することもある恐ろしい病気です。

化膿性顎関節炎は、むし歯や歯周病を原因とする急性炎症が拡大し、顎関節におよぶ場合と、痛くもかゆくもない歯周病などの慢性病巣にひそむ細菌が、血流にのって顎関節に入り込む場合とがあります。前者の場合は、すでに派手な炎症が生じているはずなので、早々に抗菌薬が投与され、やがて軽快治癒に至ることがほとんどです。**一方、後者の場合、やっかいなことに、発症の初期段階では、顎関節症と誤診されることがあります。**しかし、数日〜約2週間の間に病状が進行し、やがて顎関節部の痛みや腫れと同時に発熱が生じます。そして、気づいたときには、すでに脳内に進展してしまっているということもあります。

治った後の顎運動練習が大切！

また、**化膿性顎関節炎が軽快した後の顎関節は、強烈な炎症によってダメージを受けており、さながら重度の変形性顎関節症と同じような状態におちいっています。**ですから一般的に、当初はアゴを動かすとギシギシ、ガリガリとあちこちがきしみ、スムーズに動きません。しかし、的確な顎運動練習の指導を受け、半年ほど続けると、日常生活に問題のないレベルまで回復します。アゴを動かしたときのギシギシは残るかもしれませんが、痛みがなければ気にしなくても大丈夫です。一方、顎運動練習をおこたると口が開かなくなってしまうこともあるので要注意です。

5 咀嚼筋腱・腱膜過形成症

咀嚼筋腱《そしゃくきんけん》・腱膜《けんまく》過形成症《かけいせいしょう》の主症状は、痛みを伴わない開口障害で、どんなに頑張って口を開けようとしても痛くはありません。しかし、あるところを境に、それ以上はテコでも開口できないところが、顎関節症との最大の違いです。しかし、顎関節症を併発していることもあり、その場合には、当初、この疾患がひそんでいることに気づかないこともあります。ですから、顎関節症の治療を受けて、痛みがなくなったときに、十分に開口できているかどうか（例えば、にぎりずしをパクっと一口で食べられ

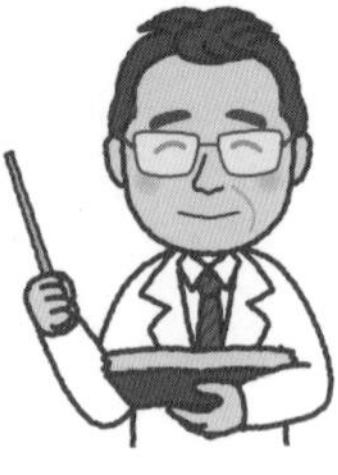

るかどうかなど）を確認することが大切です。

側頭筋の腱・腱膜が治療のメインターゲット

さて、この疾患による開口障害は、側頭筋や咬筋の腱と腱膜（筋肉の線維とつながっているのですが、伸び縮みできない組織です）が異常に発達し、筋肉の伸び縮みできる部分が少なくなってしまったことによります。特に、側頭筋の腱・腱膜の影響が大きく、治療にあたってのメインターゲットとなります。ある組織が異常に発達する（大きくなる）ことを過形成《かけいせい》といいますが、側頭筋や咬筋の腱・腱膜過形成がなぜ起きるかは不明です。また、開口障害が日常生活や奥歯の歯科治療に困るレベル（開口量30㎜以下）まで進行するには、年単位の期間を要すると考えられます。実際の患者さんが「そういえば、10年あるいはもっと前に、歯科医院で開口量が少ない（大きな口を開けてくれない）ので、治療しにくいといわれたことがある」などと証言されることがあります。

治療については、メインターゲットである側頭筋の腱・腱膜の影響を排除することが最大の目的となります。具体的には、発達した側頭筋の腱・腱膜が付着する骨（下《か》顎骨《がくこつ》の筋突起）（26ページ**図1‐1**参照）を切除しますが、ときに咬筋の腱・腱膜の切除を追加することもあります。一方、開口量が35㎜前後を維持できている場合には、なんとか奥歯の歯科治療もできますので、手術を回避し、**咀嚼筋の脱力、指圧・マッサージ、ストレッチの3点セット、特にストレッチ（開口練習）を日々、行うことで進行を抑制できる可能性があります。**逆に手術をしたとしても、毎日のストレッチをサボると、数年後に再び手術をせざるをえない状況におちいるといわれており、私もそのような患者さんの再手術をうけおったことがあります。

6 誰もが知っている「がん」

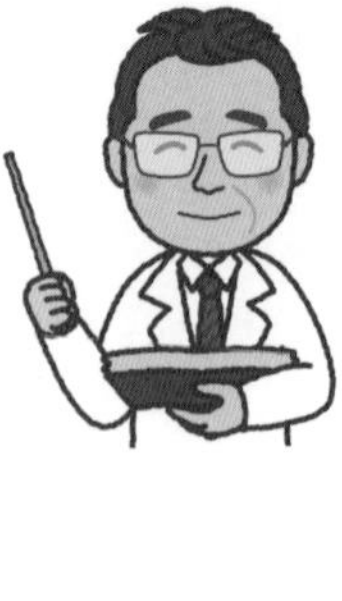

「がん」は、ご存知のとおり、運が悪いと命にかかわる病気で、全身どこにでも発生します。ですから、当然、顎関節やアゴを動かす筋肉（咀嚼筋）から発生し、アゴ

が動かしにくくなる（主に開口障害）ことがあります。また、「がん」は、周囲の健常な組織（筋肉、骨、脂肪など）を食い散らかしながら増大しますので、顎関節や咀嚼筋が、近くにできた「がん」に食い散らかされた結果、アゴが動きにくくなることもあります。実際のところ、「がん」による開口障害が、顎関節症と誤診されることはめったにありません。

しかし、**私自身は「がん」を顎関節症と誤診された患者さんを3例経験しています。**いずれの患者さんも、受診のきっかけは開口障害でした。1例目は左側の目の後下方にできた粘表《ねんひょう》皮《ひ》癌《がん》という「がん」でしたが、紹介を受けた時点では直径2㎝程度で、さいわい手術で完全に切除することができました。しかし、2例目は、左下顎骨の顎《がく》骨《こつ》中心性《ちゅうしんせい》癌《がん》という「がん」で、紹介されてきたときには、患者さんが開口障害を自覚してから3カ月以上経過しており、病状はすでにステージ4の段階でした。手術は難しい状況で、放射線・抗がん薬治療を行いましたが、残念な結果となってしまいました。3例目は、上顎にある上顎洞というところに発生した癌による開口障害で紹介された患者さんでした。幸い、放射線治療の効き目もあり、現在のところ、良好に経過しています。

「がん」と顎関節症はどう見分ける？

ここで、「がん」による開口障害と顎関節症との一般的な違いを記しておきます。

① 「がん」による開口障害は徐々に悪化し、改善することはない。

② 「がん」による開口障害は、痛みを伴わないことが多い。しかし、顎関節部や咀嚼筋に開口時の痛みや自発痛を伴うこともある。

③ 「がん」の発生部位によっては、開口障害に加えて、歯や歯ぐき、口唇などに原因がよくわからない痛みや感覚異常（ピリピリ感やしびれ）を伴うことがある。

7 破傷風

第4章でも少し触れましたが、破傷風《はしょうふう》は土の中にいる破傷風菌の感染により発症します。ご存知のように、下手をすると命にかかわる病気ですが、**破傷風の典型的な症状の一つに開口障害があります。**さいわい、これまで顎関節症とまちがえられたという事例は聞いたことがありません。しかし、破傷風による開口障害は、その段階で治療を開始しないと命取りとなる境界線を示す症状なので、念のため、顎関節症や他の疾患による開口障害との違いを記しておきます。

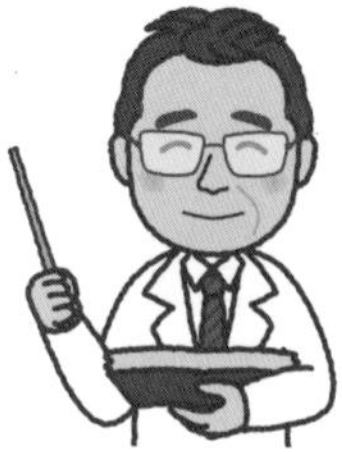

破傷風と他の疾患をどう見分ける？

① 破傷風による開口障害は急激に進行し、改善しない。
② 破傷風による開口障害は、一般的に痛みを伴わない。

③　破傷風による開口障害には、倦怠《けんたい》感や発熱などかぜのような症状を伴うことが多い。

④　破傷風による開口障害は、破傷風菌の毒素の影響で、筋肉を自由に動かせなくなった結果なので、一般的にろれつが回らない（しゃべりづらい）、首が回らないなどの症状を伴うことが多い。

破傷風による開口障害が生じると、1〜2日の間に呼吸困難におちいり、死に至ることがありますので、けがをした記憶がなくても、症状から破傷風が疑われる場合は、速攻で救急病院を受診しなければなりません。もし、違っていても笑ってすませられますが、逆の場合はしゃれになりません。

付録

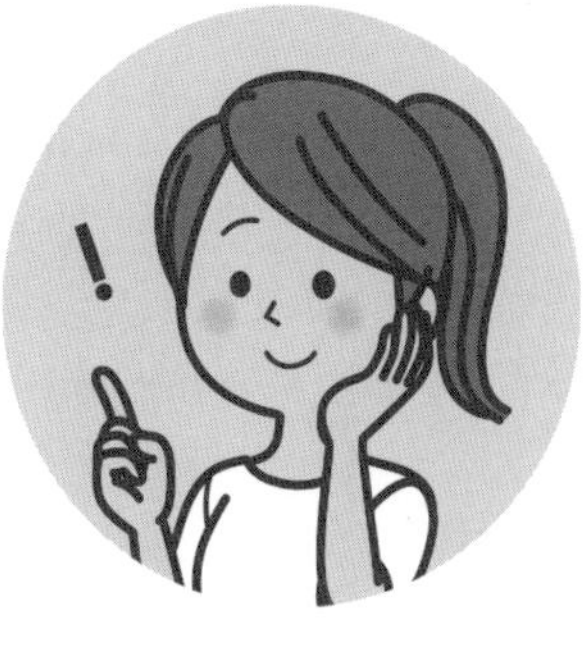

イントロダクション

顎関節症は、アゴが痛くて大きく口を開けたり、硬いものが噛めなくなる疾患で、多くの患者さんが悩んでおられます。また、読者の皆さんも含めてさらに多くの方が、アゴの痛みは出ていないが、いつ出てもおかしくない顎関節症予備軍に相当し、すでにその予兆が現れているものと考えられます。この「顎関節症予備軍のチェックリスト」には、その予兆となるチェック項目を並べていますので、ご自身で確認してみてください。

また、顎関節症あるいは顎関節症予備軍だと思っていたら別の病気が潜んでいた、ということもありますので、「顎関節症と他の病気を見分けるためのフローチャート」にご自身の症状を当てはめてみてください。ただし、このフローチャートは簡易的なもので、常にまちがいなく判定できるとはかぎりませんので、いずれにしても、しかるべき医療機関（できれば顎関節症専門医のいる施設）を必ず受診するようにしてください。

顎関節症予備軍のチェックリスト

当てはまるものにチェックしてみよう

□簡単には解決できない悩み、心配ごと、ムカつくことがある。
□多忙で気ぜわしく、気分的にゆったりくつろぐ時間がない。
□身体的・精神的な疲労が蓄積している。
□就寝中に歯ぎしりしている（指摘されたことがある）。
□犬歯や前歯の先端がすり減っている。
□気がつくと食いしばっていたり、上下の歯を咬み合わせている。

□痛くはないが、アゴがダル重く感じる。
□痛くはないが、口を大きく開けにくい。
□痛くはないが、口の開閉など、アゴを動かすと音がする。
□歯ごたえのある食べ物（肉やタコなど）を食べるとアゴが痛くなる。痛くはならないが疲れて嫌になる。
□歯の治療で、長時間にわたって口を開けているとアゴが痛くなる。痛くはならないが疲れて嫌になる。

※上段に該当する項目があると、顎関節症予備軍候補といえます。下段に該当項目があると、すでに顎関節症予備軍（軽度の顎関節症？）となっており、いつ本格的な顎関節症を発症してもおかしくないと考えてよいと思われます。

顎関節症と他の病気を見分けるための フローチャート

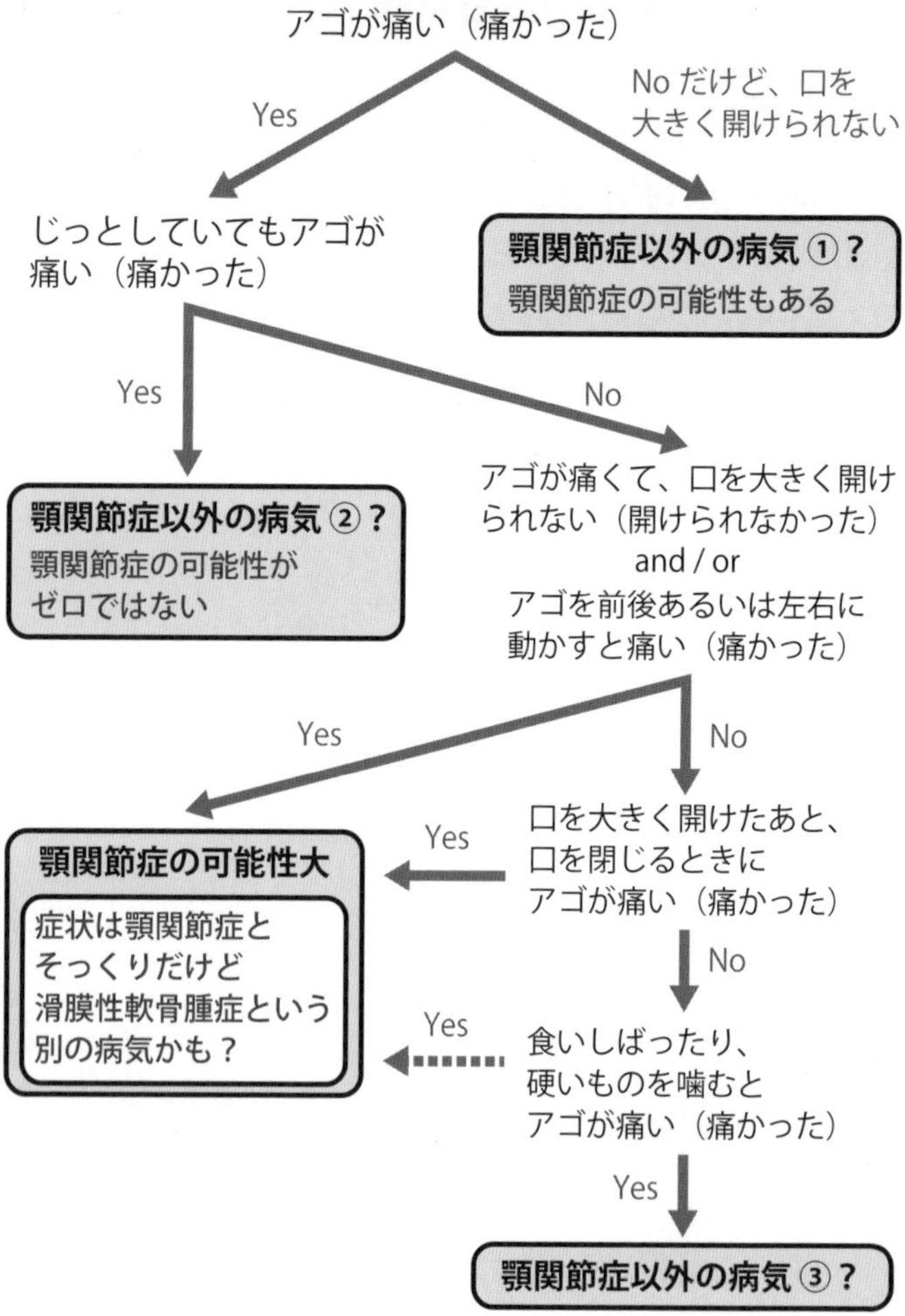
アゴが痛い（痛かった）
Yes
No だけど、口を
大きく開けられない
じっとしていてもアゴが
痛い（痛かった）
顎関節症以外の病気 ①？
顎関節症の可能性もある
Yes
No
顎関節症以外の病気 ②？
顎関節症の可能性が
ゼロではない
アゴが痛くて、口を大きく開け
られない（開けられなかった）
and / or
アゴを前後あるいは左右に
動かすと痛い（痛かった）
Yes
No
顎関節症の可能性大
症状は顎関節症と
そっくりだけど
滑膜性軟骨腫症という
別の病気かも？
Yes
口を大きく開けたあと、
口を閉じるときに
アゴが痛い（痛かった）
No
Yes
食いしばったり、
硬いものを噛むと
アゴが痛い（痛かった）
Yes
顎関節症以外の病気 ③？

顎関節症以外の病気 ①

咀嚼筋腱・腱膜過形成症、良性腫瘍、顎関節強直症などがあげられます。

顎関節症以外の病気 ②

ピロリン酸カルシウム結晶沈着症（偽痛風）、関節リウマチ、化膿性顎関節炎などがあげられます。歯周病やむし歯に関連する炎症による可能性もあります。

顎関節症以外の病気 ③

歯周病やむし歯に関連する炎症などがあげられます。

※いずれにしても、確定診断には専門医の診察が必須です。なお、きわめてまれですが、命にかかわる悪性腫瘍（がん）などによる症状が、顎関節症とまちがわれることもあるので注意が必要です。

おわりに

本書の執筆にあたっては、読者の皆さんができるだけ理解しやすいように書くことを心がけたつもりですが、いかがでしたでしょうか？　冒頭で述べましたように、この本の目的は、顎関節症の発症メカニズムを理解しながら、それぞれの症状、現在受けておられる治療の内容、他の病気の可能性などを手軽に検証することができ、顎関節症かも？でモヤモヤしている皆さんにとって、わかりやすい指南書となることでした。

本書を読み終えて、あるいは関心のあるところを読んでみて、読者の皆さんが「なるほど、そういうことか！」と少しでもガッテンしていただけたのであれば幸いです。

濱田良樹

参考文献

1）一般社団法人日本顎関節学会編：新編顎関節症 改訂版．永末書店，京都，2018.
2）本田和也ほか：顎関節症診療ハンドブック 改訂版．メディア株式会社，東京，2018.
3）日本口腔外科学会編：イラストでみる口腔外科手術 第３巻．クインテッセンス出版，東京，2013.
4）濱田良樹ほか：1.2mm 径硬性関節鏡を用いた顎関節上関節腔有視下洗浄療法の開発．日本口腔外科学会雑誌，48: 613-619, 2002.
5）Hamada Y,et al：One-year clinical course following visually guided irrigation for chronic closed lock of the temporomandibular joint. Oral Surg Oral Med Oral Pathol Oral Radiol Endod 101：170-174, 2006.

著者プロフィール

濱田 良樹（はまだ よしき）
鶴見大学歯学部口腔顎顔面外科学講座 教授

略歴

1965 年 3 月 6 日、和歌山県生まれ。1989 年 3 月、東北大学歯学部を卒業後、友紘会病院（現 友紘会総合病院）、鶴見大学歯学部附属病院、博慈会記念総合病院勤務を経て、1992 年 4 月より鶴見大学歯学部助手。同講師（2003 年 4 月〜）を経て 2008 年 11 月より現職。

資格・学会役職

歯学博士（鶴見大学）
（公社）日本口腔外科学会 理事、口腔外科専門医・指導医
（一社）日本顎関節学会 常任理事、顎関節症専門医・指導医
（NPO）日本顎変形症学会 理事、顎変形症認定医・指導医
Asian Association of Oral and Maxillofacial Surgeons, Executive member
ほか

この度は弊社の書籍をご購入いただき、誠にありがとうございました。
本書籍に掲載内容の更新や訂正があった際は、弊社ホームページにてお知らせいたします。下記のURLまたはQRコードをご利用ください。

https://www.nagasueshoten.co.jp/BOOKS/9784816014345

アゴがダルい、アゴが痛い、口が開かない…
これって顎関節症?　ISBN 978-4-8160-1434-5

© 2023.11.20　第1版　第1刷

著　濱田良樹
発行者　永末英樹
印刷　創栄図書印刷 株式会社
製本　新生製本 株式会社

発行所　株式会社　**永末書店**

〒602-8446　京都市上京区五辻通大宮西入五辻町 69-2
（本社）電話 075-415-7280　FAX 075-415-7290
永末書店 ホームページ　https://www.nagasueshoten.co.jp